Pilates

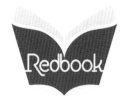

Pilates

Sarah Woodward

esenciales

ROBIN
BOOK

© 2015, Sarah Woodward

© 2015, Redbook Ediciones, s. l., Barcelona

Diseño de cubierta e interior: Regina Richling

Imagen de cubierta: Shutterstock

ISBN: 978-84-9917-366-5

Depósito legal: B-7.685-2015

Impreso por Sagrafic, Plaza Urquinaona 14, 7º-3ª 08010 Barcelona

Impreso en España - *Printed in Spain*

Índice

Introducción

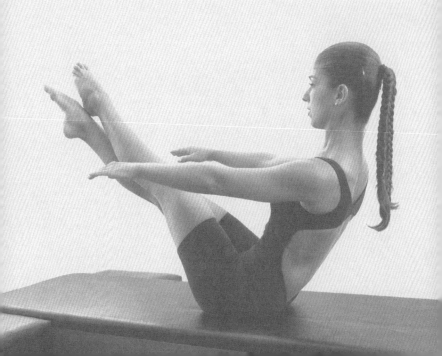

El método Pilates se basa en una serie de ejercicios, diseñados por Joseph Pilates, cuyo objetivo es trabajar conjuntamente el cuerpo y la mente, fortaleciendo las zonas más débiles del cuerpo.

Su evolución ha dado lugar a un método de enseñanza que busca una mayor funcionalidad del cuerpo, basándose en un análisis postural y biomecánico de cada persona y que puede aplicarse en nuestra vida diaria, en el trabajo, en el hogar, cuando hacemos deporte, etc.

Estos modernos ejercicios facilitan la alineación y la estabilización del cuerpo humano, lo que resultan muy indicados para aquellas personas aquejadas de dolor en la espalda y que afecta su movilidad y su calidad de vida.

El amplio repertorio de ejercicios que este libro presenta y que son fruto de las enseñanzas de su fundador, Joseph Pilates, se pueden realizar tanto sobre una colchoneta en el suelo como pudiendo utilizar pequeños aparatos que facilitarán el trabajo y que están especialmente diseñados para ello.

Estoy convencida que esta guía les ayudará a mejorar su vida y acabarán encontrando en los amenos y dinámicos ejercicios del método Pilates la mejor razón para mejorar su estado físico.

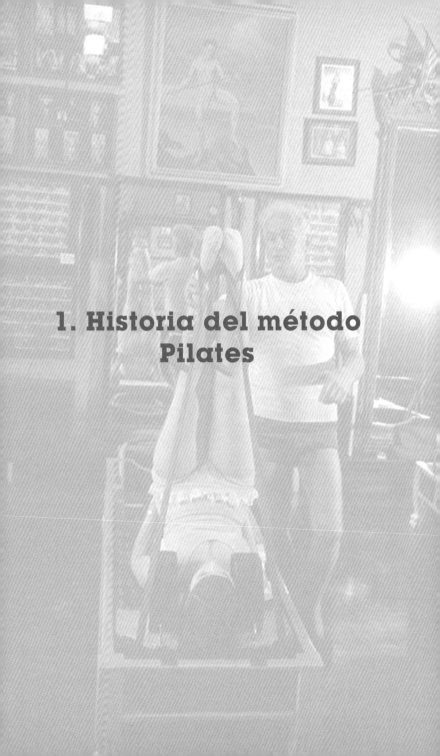

1. Historia del método Pilates

El método Pilates es un sistema de acondicionamiento físico en el que se trabaja el cuerpo de manera holística, desde la musculatura más profunda hasta la más superficial y en el que la mente juega un papel muy importante. Mediante una serie de ejercicios, además de mejorar la condición física, también aumenta la capacidad de control y la concentración.

Esta técnica debe su nombre a Joseph Hubertus Pilates, que pensaba que, fortaleciendo el centro de energía de cada individuo, se podía conseguir el movimiento libre del resto del cuerpo. Pilates tiende a buscar el alargamiento del músculo en vez de tratar de aumentar su volumen. La musculatura del abdomen, de la región lumbar o de la parte baja de la espalda se convierten así en una potente central de energía que transmite gracia y flexibilidad al resto del cuerpo.

Pero el método Pilates es mucho más que una forma de entrenamiento físico, es toda una filosofía para mantener en forma el cuerpo y la mente. Su objetivo es lograr un control preciso del cuerpo y un equilibrio muscular fundamentado en reforzar los músculos más débiles y el alargamiento de aquellos otros más cortos, lo que lleva a alcanzar una cierta armonía y a desarrollar los movimientos naturales con mayor equilibrio.

La precisión de los movimientos, lentos y suaves, es el eje central sobre el que gira esta disciplina, en la que no hay levantamiento de pesas, ni ejercicios de resistencia, sino que son básicamente actividades de tensión y estiramiento. Algunos de los conceptos claves que trabaja el método son: la precisión, la respiración, la concentración, el control, la alineación, la centralización y la fluidez.

Con el fin de evitar posibles lesiones es recomendable ejercitarse siempre con el aval o la supervisión de un profesional, si bien la mayoría de estos movimientos pueden realizarse en solitario.

Hay un dicho que marca la actividad del Pilates y que reza: "en diez sesiones se nota la diferencia, pero en treinta te cambia el cuerpo".

Una infancia compleja: Joseph Pilates

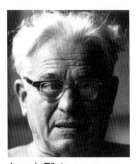

Joseph Pilates.

Joseph Hubertus Pilates fue un niño con una infancia enfermiza. Nacido en Mönchengladbach, Alemania, en 1883, padeció raquitismo, asma y artritis reumatoide. Su complexión era extremadamente delgada y en ocasiones necesitaba de una silla de ruedas para desplazarse. Su padre, de origen griego, era un reconocido gimnasta, muy preocupado por las bondades del deporte en su familia.

Al joven Joseph empezó a fascinarle la anatomía, la biología, y la física, ya que veía en estas materias algo que podía a ayudarle en su proceso de fortalecimiento físico. Pasaba muchas horas al día estudiando los métodos de entrenamiento de los antiguos griegos, y admiraba de ellos su capacidad para conseguir el equilibrio necesario entre cuerpo, mente y espíritu. En el reino animal encontró la inspiración para posteriormente bautizar algunos de los ejercicios de su método con nombres de animales.

Entró de lleno en las filosofías orientales, y fue introduciéndolas en su entrenamiento diario, llegando a practicar disciplinas como el yoga, el tai chi, o la meditación zen, profundizando en la mecánica corporal y en la correcta respiración. Rescató elementos procedentes del boxeo y de la natación, y con todo ello empezó a esbozar su propio método.

Se trasladó a Inglaterra, donde trabajó como artista de circo y se formó como instructor de defensa personal. Tras el estallido de la I Guerra Mundial, fue apresado como alemán que era e internado en un campo de prisioneros. Ahí empezó a adiestrar a sus compañeros de encierro en el combate cuerpo a cuerpo como fin para mejorar el estado físico. Trasladado a la isla de Man, ejerció como camillero, lo que le dio la oportunidad para tratar a los heridos de guerra que llegaban hasta allí. Esta es la razón por la que los aparatos que creó cuentan con poleas, bandas, cuerdas y un sistema de muelles en el que los heridos podían apoyar sus extremidades mientras se ejercitaban.

Su labor en la isla al frente de la recuperación de los soldados fue magnífica, hasta el punto que se instauró la actividad física como tarea obligatoria en el campo. Hoy se sabe que el sistema inmunitario sale reforzado gracias a un entrenamiento constante de forma moderada.

Tras finalizar la guerra volvió a Alemania y, entre 1923 y 1926, fue invitado a entrenar al nuevo ejército alemán, pero no estaba de acuerdo con la política aplicada en ese momento en su país y renunció al cargo. Aconsejado por el experto en boxeo Nat Fleischer y con la ayuda del boxeador Max Schmeling, decidió exiliarse en Estados Unidos. En el viaje conoció a

Clara, una maestra jardinera, que se convertiría en su segunda esposa. Ella sufría de dolor artrósico, que fue curado por completo mediante el método ideado por Pilates.

Una vez instalado en Nueva York, empezó a dar clases de su método a un público reducido, compuesto principalmente por grandes atletas y prestigiosos bailarines, como George Balanchine y Martha Graham.

Los libros de Joseph Pilates

- En 1934 Joseph Pilates publicó *Tu salud: Un sistema correctivo de ejercicio que revoluciona todo el campo de la Educación Física*. Se trata de un pequeño librito de apenas sesenta páginas en el que expone su filosofía vital y sus revolucionarias teorías para la época sobre salud, higiene y ejercicio físico.
- En 1945 publicó *Regreso a la vida a través de la Contrología*. En este caso Pilates recogía en un manual los 34 ejercicios básicos de su método y los acompañaba de fotografías que ilustraban su trabajo.

Joseph Hubertus Pilates falleció en octubre de 1967, a los 87 años de edad. Su esposa, Clara, continuó dirigiendo el estudio hasta fallecer, en 1977. Inicialmente, las estrellas de Hollywood descubrieron este método a través del estudio Ron Fletcher en Beverly Hills y se cree que el "boom" comenzó en esa época.

En la actualidad el método Pilates va ganando creciente popularidad en parte gracias a su práctica por parte de gran cantidad de estrellas de cine y deportistas de elite, además de ser usado en centros hospitalarios y centros de rehabilitación física.

Entre sus famosos adeptos se encuentran: Jennifer López, Liv Tayler, Bruce Willis, Sylvester Stallone, Madonna, Demi Moore, Julia Roberts, Juliette Binoche y Sally Field.

La clave de su éxito radica en que se trata de un sistema de acondicionamiento físico que permite ponerse en forma, curar lesiones o entrenar a fondo de una forma suave, diferente y muy agradable. No se basa en el esfuerzo físico ni en la quema de grasas a cualquier precio sino que es un método que apuesta por un nuevo enfoque de la actividad física, donde prima la reeducación postural y una apertura a las prácticas cuerpo y mente.

De la contrología a los principios básicos del Pilates

La contrología es el nombre originario que Joseph Pilates le dio a este revolucionario sistema de ejercicios creado por él mismo como método para reeducar el cuerpo y convertirlo en un instrumento al servicio de la salud. A través de la contrología se logra primeramente el completo control del cuerpo y luego por medio de la repetición adecuada de los ejercicios se logra gradualmente el ritmo natural y la coordinación asociada con todas las actividades cotidianas. Este ritmo verdadero y control son observados tanto en los animales domésticos como en los salvajes sin ninguna excepción.

Los principios básicos de este famoso método son los siguientes:

- **Mejora integral de la salud:** se refiere al desarrollo del cuerpo, la mente y el espíritu en total coordinación entre sí.

- **Desarrollo muscular uniforme de todo el cuerpo:** es una disciplina mental y física, una ética de trabajo, una actitud para con uno mismo. Permite un movimiento eficiente y una adecuada mecánica de las articulaciones.

- **Respiración:** es diafragmática, es una parte integral del funcionamiento total del cuerpo que incrementa la capacidad de volumen, facilita el movimiento natural, la oxigenación y otros cambios fisiológicos. Una inhalación y una exhalación completas ayudan a que el sistema circulatorio nutra todos los tejidos con sangre rica en oxígeno, mientras se lleva las impurezas y los residuos del metabolismo.

Un ejercicio muy beneficioso

Con Pilates se consigue una notable tonificación muscular, se mejora el sistema sanguíneo y el linfático, se corrige la postura corporal y se estiliza la figura.

El método Pilates también desarrolla aptitudes como la atención y la disciplina en quienes lo practican. Además, se logra un dominio total de la motricidad y un mayor conocimiento del propio cuerpo, lo que aumenta la autoestima y refuerza nuestra capacidad de concentración y control. En definitiva, con Pilates se consigue fortalecer el cuerpo y la mente.

Todo el mundo puede practicar esta disciplina, y en cualquier caso la edad no constituye nunca una barrera. Los ejercicios se pueden adaptar a cualquier edad, tanto en personas mayores como en adolescentes que todavía están en plena fase de desarrollo. Su principal ventaja es que no sobrecarga los huesos que están en crecimiento ni fuerza las articulaciones, ligamentos o tendones que todavía no se han adaptado a su estructura definitiva.

Son ejercicios todos ellos muy recomendables para personas que padecen constantes dolores de espalda o bien tienen problemas con las articulaciones. Muchas de las molestias y malas posturas que adoptamos en nuestro quehacer cotidiano encuentran alivio en un programa de Pilates que esté supervisado por un profesional.

No es necesario estar en forma para empezar a practicar Pilates, todo lo que se necesita es un cierto grado de compromiso y constancia en el trabajo. A cambio de ello, el cuerpo ganará en flexibilidad y se estilizará, y la persona se sentirá más llena de energía. Gracias al método, las personas mayores perciben una mejoría en su capacidad respiratoria, producto de una mejora de la capacidad sanguínea.

Al beneficiarse la postura corporal, desaparece cualquier atisbo de cefaleas o migrañas, se reduce la retención de líquidos y se fortalece el sistema inmunitario. También se puede conseguir un vientre más liso y un fortalecimiento general de los músculos abdominales. Hay que aclarar que no se trata de un método para perder peso, ni siquiera es un ejercicio cardiorrespiratorio, Pilates no exige al corazón más esfuerzo del habitual.

2. Los principios fundamentales

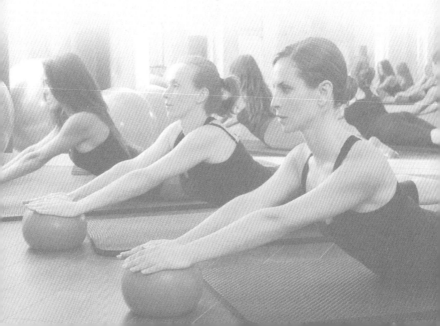

El método Pilates se ha desarrollado y ha dado lugar a una gran cantidad de estilos y aplicaciones distintas, pero existen unos principios básicos que deben hallarse siempre presentes.

La correcta práctica del método Pilates consiste en realizar los ejercicios manteniendo la alineación y estabilización del cuerpo, es decir, realizar el movimiento que requiera cada ejercicio mientras mantenemos estable la zona lumbo-pélvica, la caja torácica, la cintura escapular y el cuello, así conseguiremos trabajar la musculatura que sea necesaria sin forzar ninguna zona del cuerpo.

Principios del método Pilates

- Alineamiento
- Centralización
- Concentración
- Control
- Precisión
- Fluidez
- Respiración

Por ejemplo, el control de la respiración es muy importante, ya que sirve para la correcta coordinación del movimiento. Durante la inspiración se lleva el aire a la parte baja de los pulmones, llenándolos del todo y expansionando la caja torácica hacia los lados. En la espiración se cierra la caja torácica haciendo un pequeño descenso de esta.

Todos los principios del método Pilates integran un todo, esto es, para que funcione no debe tomarse ninguno como algo opcional, ya que constituyen una parte esencial e inseparable del método.

Algunos de estos principios tienen un gran parecido con los conceptos espirituales. Esto es debido a la pasión de Joseph Pilates por otras disciplinas como el yoga o el zen, de las que combinó sus estudios con los antiguos ejercicios de entrenamiento físico de romanos y griegos.

Alineamiento

Pilates busca mejorar la condición física del cuerpo, por eso en todo momento es importante mantener un equilibrio y alineamiento del cuerpo evitando torsiones y desequilibrios en cualquier ejercicio.

El alineamiento se refiere a la columna y las caderas. Al mantener una postura de control sobre estas zonas, se evitan posiciones forzadas incluso en aquellos ejercicios más avanzados. La alineación es una cuestión básica para que músculos y huesos funcionen correctamente y no deben soportar un peso desequilibrado mayor en una zona que en otra. Gracias a una correcta alineación, se evita el tan temido dolor de espalda y posibles lesiones en las zonas de las cervicales, el cuello o los hombros.

Quien dirige una buena alineación corporal es la columna vertebral, el eje fundamental sobre el que gira cualquier postura. Para que trabaje correctamente, se debe respetar la curvatura natural de sus 33 vértebras, tanto si el cuerpo se halla sentado o está en movimiento. Cualquier acción contraria a esa curvatura natural irá en contra la alineación natural del cuerpo.

Una vez se consiga trabajar bien la alineación del cuerpo se debe pensar en que el peso esté bien repartido.

Centralización

Todos los movimientos deben irradiarse desde el centro hacia fuera. El "centro" es un concepto físico que se emplaza en el abdomen, la parte baja de la espalda y la pelvis. Pero también es un centro espiritual, un centro de poder o núcleo donde se genera la fuerza en el cuerpo, que es la fuente de estabilidad y soporte para todo tipo de movimientos que queramos hacer.

Joseph Pilates consideraba que, cuando el sistema muscular funciona correctamente, toda la energía y el movimiento manan del centro de nuestro cuerpo. "Permanecer centrado" se refiere a mantenerse en un estado de calma mental, en un espacio de recogimientos y equilibrio. Cuando se aprende a trabajar desde el núcleo, toda la actividad se realiza de una forma más centrada. Al conectarse a ese centro de poder, la persona se siente más fuerte, más tranquila y más poderosa.

La consecuencia de ello es estar físicamente y mentalmente bien para mejorar en el rendimiento deportivo. Al crear una conexión fuerte con el centro, los movimientos se tornan más eficaces, más seguros y más potentes.

Y es que el objetivo final del método es la creación de una musculatura uniforme y equilibrada, lo que resta estrés a las articulaciones y ayuda a generar patrones de movimiento eficientes. El resultado final es un cuerpo en el que primará la salud y se evitarán las lesiones. Al estar físicamente centrado, se equilibra la musculatura y se gana en estabilidad tanto física como mental. De esta forma el cuerpo se prepara para responder positivamente a los desafíos de la vida.

Concentración

Este principio es la esencia misma del método Pilates. Aprender a concentrarse es vital, enseña a respetar cada detalle del cuerpo. Los movimientos se deben desarrollar con una atención plena, sentir que la actividad física no es algo inconexo. Cada ejercicio exige un nivel de atención que permita tomar conciencia de todas las zonas que integran el cuerpo.

La sensación de unidad debe conectar física y mentalmente el organismo. La concentración exige comprensión, ya que los ejercicios tienen una dirección y se realizan por un motivo concreto.

La persona que practica Pilates debe ser siempre consciente en primera persona de todo aquello que está realizando. La mente debe permanecer alerta en todo momento, controlando todos los movimientos. La concentración permite conectar la mente con el cuerpo, olvidarse de todo y pensar únicamente en el movimiento que se está intentando ejecutar. Además, fija la mente, tanto en aquellos músculos que se están ejercitando como en aquellos otros que ayudan a ejecutar el movimiento y lo consigue estabilizando las partes del cuerpo que deben permanecer inmóviles.

Control

Joseph Pilates llamó originalmente a su método Contrología o "el arte del control". Pilates requiere el control absoluto de cuerpo y mente. Cada movimiento que se ejecuta debe ser calculado y planeado de forma minuciosa. De este modo Pilates se convierte en un sistema muy seguro, donde el riesgo de lesión es muy bajo.

Para que el músculo trabajado responda bien es necesario controlar cada movimiento para que este sea relajado y suave. Cuando esto sucede es importante visualizar los músculos que deben trabajar. El éxito de este proceso radica en su práctica, es muy difícil conseguirlo en los primeros intentos, ya que intervienen distracciones y presiones que sólo el tiempo consiguen controlar.

En Pilates los movimientos nunca son bruscos, sino lentos y controlados, percibiendo en todo momento la manera cómo se siente el movimiento. Ningún ejercicio se hace solo con la finalidad de empezarlo, desarrollarlo y terminarlo, sino que cada movimiento tiene una función específica, una razón de ser, por lo que el control es esencial para conseguir la calidad del movimiento.

Son varias las partes del cuerpo que participan en un movimiento consciente, por lo que siempre debe existir un flujo y ritmo naturales que relajen los músculos sin interrumpir la tarea. La relajación tiene que empezar siempre en la mente y circular por los todos los músculos del cuerpo. Como decía Joseph Pilates, "lo ideal es que los músculos obedezcan a la voluntad. Lo razonable es que la voluntad no esté dominada por los actos reflejos de nuestros músculos."

Precisión

Pilates busca movimientos precisos, pues son los que permiten obtener los mejores resultados. Hay que coordinar todos los movimientos y, en cuanto se conocen los pasos de cada ejercicio y la persona se siente cómoda, se debe tomar el control del cuerpo e intentar hacer los movimientos correctos en cada ejercicio Pilates. Los movimientos imprecisos acarrean desajustes y desequilibrios, además, normalmente, son más costosos y menos fluidos.

Para llevar a cabo los movimientos es preciso tener un control y, por supuesto, disponer de la necesaria precisión para alcanzar un alto grado de concentración.

La precisión lleva al perfeccionamiento. Es esta una de las cualidades más importantes, ya que para llegar a la más recóndita de las fibras se necesita mucha precisión en la ejecución de cada movimiento y en la activación de cada músculo.

Las diferentes posturas, sin la concentración y sin la precisión puede llevar a una lesión segura y a padecer dolores en la columna vertebral.

Todo movimiento tiene su propósito y no ejecutarlo de manera precisa hace perder la eficacia del método. La precisión requiere de una completa integración muscular, a la que le puede seguir el aislamiento de ciertos músculos. Es la base del trabajo correctivo. Tal y como decía Joseph Pilates, "la contrología es la coordinación completa del cuerpo, la mente y el espíritu. Con la contrología se adquiere primero un control completo sobre el propio cuerpo y, luego, con la correcta repetición de sus ejercicios, se obtiene de modo gradual y progresivo el ritmo y la coordinación naturales propios de todas las actividades inconscientes."

Fluidez

El método Pilates fluye desde el centro de energía. El concepto de fluidez es esencial, el movimiento surge desde el centro y se orienta a través de la estructura ósea a través de la coordinación de movimientos. Unos movimientos que resultan fáciles cuando los realiza una persona experimentada y que pueden ser menos fluidos si los realiza un principiante.

Trabajando así, con fluidez, se consigue desarrollar fuerza y flexibilidad en igual medida, dando a los músculos (y al cuerpo) un aspecto esbelto y alargado.

El movimiento es de carácter centrífugo, desde el centro a la periferia, de modo que los ejercicios se realizan con total naturalidad, de manera sencilla y sin detenerse a través de una serie de flujos de acción que producen la dinámica de un vaivén, sin tensión y con la sensación de que cada parte se encuentra interconectada al resto.

Un buen instructor de Pilates es capaz de lograr que el aprendizaje no se produzca bajo una presión que demande una velocidad mayor de lo que el alumno es capaz de asimilar, y al tiempo también posibilita que no se ralentice el aprendizaje. Fluidez y armonía deben ser conceptos inherentes al aprendizaje del método Pilates.

Respiración

La respiración tiene un papel primordial en la enseñanza del método Pilates. Es también uno de los aspectos más difíciles de dominar, ya que la mayor parte de la gente respira solo con la parte alta de la caja torácica o retiene la respiración durante determinadas fases de los movimientos. Al respirar únicamente con la parte alta de los pulmones, el aire no se renueva del todo y eso impide que los músculos que están trabajando empleen todo el oxígeno que necesitan. Esto es, a mayor capacidad pulmonar, mejor circulación sanguínea, lo que se traduce en mayor fuerza, flexibilidad, coordinación mental y corrección postural.

El método Pilates utiliza la respiración intercostal, entre cuyos objetivos figuran: liberar al cuerpo de tensiones en especial zona de cuello, hombros y zona alta de la espalda y facilitar la activación de la musculatura abdominal tanto en la inhalación como en la exhalación lográndose así estabilizar la región lumbopélvica.

Algunos beneficios de una respiración correcta

- Purificación de la sangre.
- Aumento en los niveles de energía.
- Transporte de nutrientes esenciales a tejidos del organismo.
- Aporte de energía a órganos y músculos del cuerpo.
- Realización de los ejercicios de una manera más eficiente.
- Suavidad y coordinación en los movimientos.
- Control muscular.
- Claridad mental.

Como regla general en Pilates, mediante la inhalación se llenan los pulmones de aire preparando con ello el movimiento de cada ejercicio, siendo a continuación soltado a través de la exhalación mientras el movimiento se ejecuta. Ningún movimiento se realiza en Pilates reteniendo la respiración.

Al exhalar profundamente, además de vaciar los pulmones de sustancias innecesarias, también se contribuye a la activación de los músculos internos que sirven de soporte para la caja torácica. Además, el método respiratorio de Pilates permite activar correctamente los músculos abdominales transversos consiguiendo así mantener estable la región lumbopélvica durante la ejecución de los ejercicios.

El objetivo básico es utilizar los músculos torácicos y de la espalda para expandir la caja torácica sin necesidad de hinchar el abdomen.

La respiración debe ser continua y relajada, evitando inhalar con excesiva fuerza, ya que ello provoca tensión y elevación de los hombros. Al inhalar es muy importante no relajar los músculos abdominales para así evitar perder la alineación postural y utilizar los músculos no adecuados durante la ejecución de los ejercicios. La exhalación, por su parte, facilita la contracción de los músculos abdominales, ya que, anatómicamente durante ella se produce un encogimiento a nivel de la caja torácica «hacia dentro y hacia abajo».

Como regla general, en Pilates la duración de las inhalaciones y exhalaciones varían en función del nivel del alumno, siendo recomendado tres tiempos de inhalación y exhalación para alumnos principiantes, cinco tiempos para alumnos de nivel intermedio y ocho tiempos para alumnos avanzados.

Otros principios importantes del método Pilates

Junto a estos principios, existen otros principios que son fundamentales para la correcta ejecución del método y, por tanto, para maximizar sus beneficios. Estos son:

- **Imaginación:** Durante la realización de los ejercicios se utilizan metáforas visuales para estimular el movimiento físico.

- **Intuición:** Es importante escuchar a nuestro cuerpo y seguir nuestra intuición natural durante la ejecución de los ejercicios.

- **Integración:** Para poder realizar los ejercicios correctamente es clave considerar el cuerpo en su integridad de modo que en cada ejercicio se pongan en acción la totalidad de la masa muscular del cuerpo, de cabeza a pies.

- **Flexibilidad:** Todos los ejercicios del método están diseñados para flexibilizar y tonificar los músculos, consiguiendo una sensación de bienestar y facilidad de movimiento que se disfruta en cada una de las actividades que hacemos a diario: caminar, sentarse, agacharse, correr, etc...

3. Tipos de entrenamiento

Una clase completa del método Pilates debería combinar el trabajo sobre la colchoneta con el trabajo en aparatos, si bien se consideran los ejercicios de suelo como los originales que creó Joseph Pilates y que dan sentido al método.

El método Pilates se caracteriza por ser un entrenamiento intenso en el que el cuerpo mejora la coordinación y el equilibrio. Al principio los ejercicios pueden resultar duros para un neófito, por lo que la mayoría de personas pueden necesitar ayuda para llevarlos a cabo.

Es por este motivo que surgieron las máquinas de Pilates, para facilitar y preparar el cuerpo y conseguir luego ejercitarse sobre la colchoneta de forma más saludable y eficaz.

Las clases de suelo suelen complementarse en ocasiones con pequeños accesorios como cintas elásticas, balones de goma o aros que facilitan los ejercicios y ayudan a encontrar una sensación adecuada para mejorar la coordinación y el equilibrio.

Pilates con aparatos

Los ejercicios del método Pilates en los aparatos se caracterizan por el esfuerzo en contra o a favor de una serie de muelles, de diferentes intensidades. Los aparatos ayudan a mover el cuerpo pero también ofrecen la posibilidad de desafiar la ejecución de un ejercicio que ya se realiza correctamente.

Las máquinas de Pilates permiten la recuperación de la movilidad de una persona que ha sufrido algún tipo de percance, y también el perfeccionamiento de un movimiento en las personas más habituadas a su práctica.

La mayoría de los aparatos mecánicos admiten cientos de ejercicios pero requieren un cierto nivel de uso antes de su práctica.

Pilates Reformer

Se trata de una de las máquinas más completas diseñadas por Joseph Pilates que permite realizar cientos de ejercicios.

Se trata de una plataforma rectangular con un carro deslizante para moldes que ofrecen resistencia al movimiento mediante modernos sistemas hidráulicos. Su sistema de poleas y moldes proporcionan una resistencia variable que permite combinar varios tipos de ejercicios.

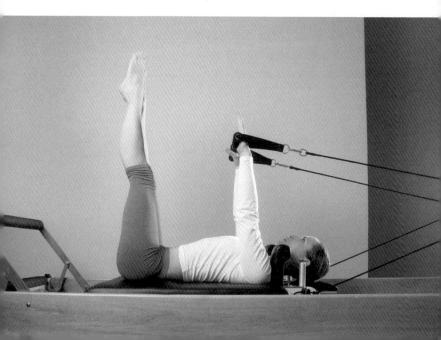

La máquina permite el trabajo de los músculos abdominales al tiempo que se fortalece el trabajo de los brazos y el estiramiento de los mismos. También puede ofrecer trabajos de flexibilidad de tronco al tiempo que se fortalecen las piernas.

Objetivos de la máquina Reformer

- **Mejorar la postura:** Con los ejercicios de Pilates se trabaja la musculatura de la faja abdominal, reforzando la espalda y ayudando a adoptar una buena alineación de todo el cuerpo.
- **Tonificar la musculatura:** Pilates tonifica y refuerza la musculatura sin ganar volumen. Además, mejora la flexibilidad. Se consigue asi un equilibrio, reforzando los músculos débiles y alargando los acortados.
- **Aliviar los dolores de espalda:** Mejora la postura corporal, estira y tonifica la musculatura. Es ideal para la espalda.
- **Tratar lesiones:** Pilates está indicado para la recuperación de muchas lesiones músculo-esqueléticas, ya que permite trabajar sin dolor y con mucho control del cuerpo.
- **Aumentar:** La flexibilidad, la agilidad, el sentido de equilibrio, mejora la coordinación.

Pilates Trapecio Cadillac

Esta especie de cama elevada tiene una estructura de acero sobre ella en la que se realiza el ejercicio, colgándose y adoptando distintas posiciones, usando cuerdas diversas y poleas. Suele disponer de una colchoneta semirígida en la parte inferior.

Fue una de las primeras máquinas que creó Joseph Pilates y básicamente sirve para aumentar la flexibilidad y la agilidad, trabajando la zona pélvica, los abdominales, los hombros, las piernas, etc.

En el trapecio Cadillac se combinan distintos tipos de máquinas de musculación tradicionales, de polea alta, de banco, máquina de trapecios, etc. La cantidad de ejercicios que se pueden realizar con esta máquina es casi infinita y con ello trabajar casi todos los músculos del cuerpo. Los ejercicios que se ejecutan en el Cadillac se enfocan principalmente en el trabajo de las piernas, el abdomen, las caderas y el pecho, siendo al mismo tiempo especialmente beneficioso para una espalda poco flexible.

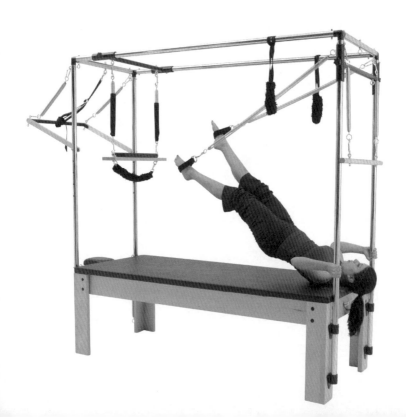

Funcional y versátil esta máquina ofrece una gran variedad de posibilidades para recuperar la forma física en personas que sufren de enfermedades como artrosis, artritis o algún tipo de lesión deportiva o traumatismo, teniendo como principal ventaja que tanto la movilidad de la columna vertebral como la flexibilidad global se pueden trabajar de manera sumamente confortable.

Asimismo, los anclajes se utilizan para poder posicionar los muelles que a su vez son de distinta intensidad permitiendo así realizar una adaptación correcta del esfuerzo de acuerdo a las necesidades de cada persona.

Silla Pilates

Se trata de un aparato de madera, generalmente forrado en cuero y acompañado de dos barras laterales para facilitar los ejercicios completado con un panel de resistencias.

Está pensada para trabajar la musculatura de las piernas y para evitar dolores en las articulaciones de rodilla. También es

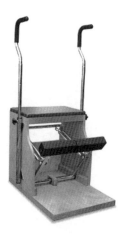

una máquina muy adecuada para aquellas personas que padecen de pies planos o necesitan reforzar el talón de Aquiles.

Fue creada por Pilates para la bailarina Kathy Grant y dispone de unos pedales sujetos mediante varios muelles, que pueden quitarse o ponerse para disminuir o aumentar la resistencia, y unos apoyos laterales para subirse sobre ella. Se utiliza principalmente para ejercitar las piernas.

Barriles Pilates

Es una estructura en forma de medio cilindro que sirve fundamentalmente para ejercitar la columna vertebral, flexibilizándola y estirándola, al tiempo que proporciona un profundo estiramiento de la musculatura.

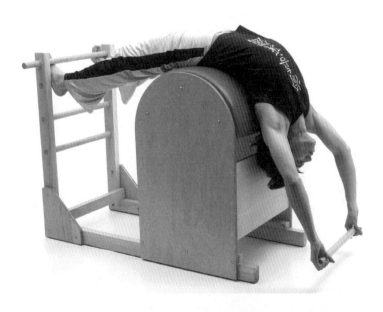

El ejercicio más habitual es el arqueo de la espalda, lo que contribuye a alinear y movilizar la columna vertebral de una manera correcta, mejorando la postura y desarrollando un sentido de equilibrio y control.

Pilates en el suelo

Las principales ventajas del método Pilates en el suelo radican en que es un ejercicio más puro en el que uno puede perfeccionar mejor la base de la actividad y que además puede resultar más distendido.

Al no emplear máquinas, también el ahorro en el coste de las clases es significativo. Se trata de ejercicios más puros, siguiendo la estela de lo que en su día marcó Joseph Pilates y en los que, con un poco de práctica, se pueden acabar realizando en casa.

En su contra tiene que la iniciación de los ejercicios en el suelo es más incómoda, se pueden sufrir lesiones si no se trabaja con el asesoramiento de un profesor experimentado y además se pueden adquirir malos hábitos que perduren en el tiempo.

Pilates con pelota

En los ejercicios de suelo se suele emplear una pelota de gran tamaño para mejorar la coordinación a la hora de realizar los distintos ejercicios. Gracias a esto se logra trabajar la dinámica del equilibrio.

El balón de Pilates permite adquirir posiciones en las que las articulaciones no sufren, imprescindibles para los que necesitan rehabilitación.

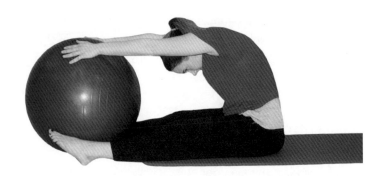

Algunos ejemplos de ejercicios que se pueden realizar son los siguientes:

- **Para ejercitar los glúteos:** En el suelo, sobre una colchoneta, colocar los pies sobre una pelota de Pilates y levantar el trasero aguantando en esa posición todo lo que sea posible. Volver a bajar y repetir el movimiento unas 10 o 15 veces por sesión.

- **Para ejercitar los abdominales:** Desde la posición sentados sobre la pelota, estirar los brazos separándolos del cuerpo, echar el cuerpo hacia atrás y volver a la posición inicial. Se deben realizar varias series seguidas hasta un máximo de treinta abdominales.

- **Para tonificar los brazos:** Boca abajo, con los pies apoyados en la pelota, tratar de elevar el cuerpo ejerciendo la fuerza con los brazos.

Pilates con banda elástica

La banda elástica es un excelente complemento para los ejercicios más rutinarios. Son gomas elásticas que ayudan a mantener una tensión muscular constante y que el propio practicante puede ir regulando.

La banda también sirve para trabajar y fortalecer los músculos de muñecas, brazos, codos, antebrazos y hombros, al emplearse en el trabajo de las series. Como resultado final se consigue un fortalecimiento de los abdominales y los pectorales.

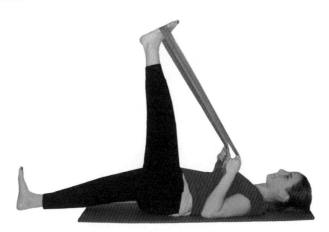

Pilates con aros

El aro en la práctica de Pilates sirve para tonificar ciertas partes del cuerpo y obtener un mayor control y coordinación del mismo. Los aros por lo general tienen abrazaderas para un mejor agarre y son de goma con aleaciones de fibra de vidrio para que sirva de ayuda y no pese demasiado en las rutinas. Casi siempre se usa cuando los ejercicios son en suelo, esto ayudará a que trabajen los músculos más pequeños del cuerpo.

Pilates versus yoga

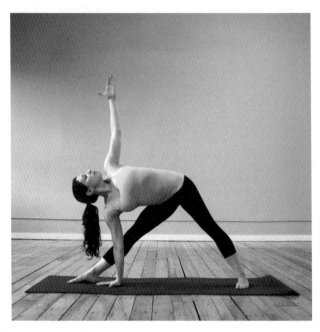

El yoga suelen practicarlo personas de edad más avanzada, mientras que Pilates suele estar indicado para personas
más jóvenes, con una mejor preparación física.

Tanto yoga como Pilates ofrecen muchos beneficios para
la salud. El yoga tiene quizá como objetivo principal la relajación y la realización de actividad física sin producir cansan-
cio. Aunque ambos comparten la idea de realizar una serie de
ejercicios con la máxima concentración para el fortalecimiento del abdomen, la espalda, las piernas y los brazos.

El yoga es una disciplina más antigua, nació en la India
hace cinco mil años, mientras que Pilates es algo más re-
ciente, con apenas un siglo de existencia. El método Pilates

se inspira en parte en el yoga aunque pone especial énfasis en la fuerza, el equilibrio y la coordinación como la base que sustenta una buena postura corporal. Por contra, el yoga se ofrece más como un estilo de vida que lo abarca todo y que pone especial interés en el bienestar físico y también mental del individuo.

El yoga se centra en las rutinas del ejercicio para mantener la estructura física del organismo, pues sostiene que un cuerpo sano es el hogar para una mente en paz.

Pilates destaca pues, por una mayor implicación de la fuerza muscular, lo que se traduce en un metabolismo más rápido y por tanto un mayor consumo de calorías. También destaca por una mayor producción de endorfinas y una mayor fuerza y energía para afrontar los retos diarios.

El yoga, en cambio, se fundamenta en la meditación como un método efectivo para alcanzar la paz interior, un viaje al propio descubrimiento del ser y un camino de realización personal en el que tiene suma importancia el cuidado del cuerpo.

Ambas prácticas se basan, eso sí, en el control de la respiración, aunque diafragmática en el caso del yoga e intercostal en el caso de Pilates. Ambas otorgan gran importancia a la corrección postural y a la elongación de los músculos, especialmente los de la espalda. Tanto una como otra disciplina ayudan a mejorar la flexibilidad y el equilibrio, a controlar el estrés y a favorecer una profunda relajación a la hora del sueño.

4. Los ejercicios del método Pilates

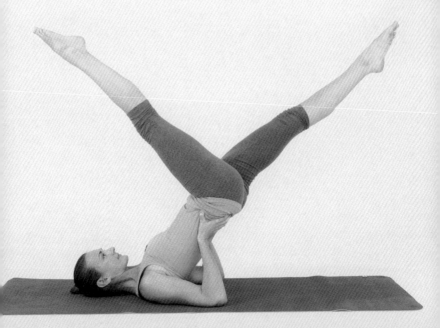

Pilates desarrolló una serie de 34 ejercicios básicos en el suelo que está considerada como el repertorio universal del método. El mismo creador del método los concibió en un orden concreto que consideró lógico y fluido. Para la ejecución de estos ejercicios se deben tener en cuenta sus principios, la respiración, el control y la conciencia corporal, de manera que el trabajo se realice de forma equilibrada.

Este método es como aprender un nuevo idioma, los músculos deben reeducarse de la misma manera que debe hacerlo el cuerpo y la mente. Cada movimiento, cada ejercicio, cada serie deben ejercitarse con paciencia y, si es posible, bajo la supervisión de un profesor titulado. De esta manera al final el cuerpo experimentará la transformación que se desea acometer.

Quienes traten de seguir la tabla sin un control profesional puede que algunos ejercicios le resulten difíciles si previamente no han fortalecido su "centro". Es mejor siempre empezar por una alternativa más "suave" e ir incrementando progresivamente la dificultad. Es la forma más adecuada para no lesionarse. En el caso de sentir algún tipo de dolor, conviene dejar el ejercicio de manera inmediata y acudir a la consulta de un médico para que evalúe el estado físico.

Cualquier ejercicio debe partir desde una posición neutra, esto es, columna recta, músculos abdominales inferiores contraídos, cabeza bien estirada y alineada sobre la columna y hombros relajados.

Los 34 ejercicios básicos del método Pilates

1. El cien (*The hundred*)
2. Estiramiento de la columna hacia delante (*The roll up*)
3. Elevación con piernas abiertas (*The roll over with legs spread*)
4. Círculos con una pierna (*The one leg circle*)
5. Rodar hacia atrás (*Rolling back*)
6. Estiramiento de una pierna (*The one leg stretch*)
7. Estiramiento de ambas piernas (*The double leg stretch*)
8. Estiramiento de la columna (*The spine stretch*)
9. Balancín con las piernas abiertas (*Rocker with open legs*)
10. El sacacorchos (*The cork-screw*)
11. La sierra (*The saw*)
12. El cisne (*The swan-dive*)
13. Patada con una pierna (*The one leg kick*)
14. Patada doble (*The double kick*)
15. Tirar del cuello (*The neck pull*)
16. Las tijeras (*The scissors*)
17. La bicicleta (*The bicycle*)
18. El puente (*The shoulder bridge*)
19. Giro de columna (*The spine twist*)
20. La navaja (*The jack knife*)
21. Patada lateral (*The side kick*)
22. El gancho (*The teaser*)

23. Giro de cadera con los brazos estirados (*The hip twist with stretched arms*)
24. Natación (*Swimming*)
25. Elevación de pierna mirando el suelo (*The leg pull, front*)
26. Elevación de pierna mirando el techo (*The leg pull*)
27. Patada lateral de rodillas (*The side kick kneeling*)
28. Flexión lateral (*The side bend*)
29. El boomerang (*The boomerang*)
30. La foca (*The seal*)
31. El cangrejo (*The crab*)
32. El balancín (*The rocking*)
33. Equilibrio controlado (*The control balance*)
34. Flexiones (*The push up*)

1. El cien

El primero de los ejercicios se basa en la fuerza del tronco y en el control de la respiración. Su utilidad estriba en activar la circulación sanguínea, fortalecer los abdominales así como la musculatura de los brazos y los hombros.

❏ Desde la posición decúbito supino, se elevan las rodillas y se dirigen hacia el torso, con los brazos extendidos a ambos costados.

❏ Con la espalda bien recta, se extienden las piernas hacia arriba en un ángulo que puede ir desde los 75 a los 90°, al tiempo que se incorpora también la cabeza.

❏ Separar las manos del suelo unos 5 cm y tirar de ellas en dirección opuesta a los hombros para estirar los brazos.

❏ Mantener los brazos bien rectos aguantando esta postura mientras inspira y espira lentamente hasta contar unas 100 inhalaciones.

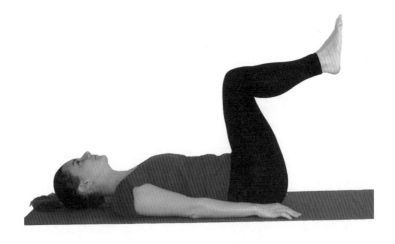

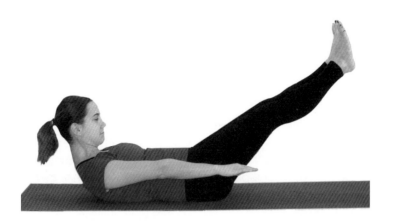

Consejos:

- La respiración ha de ser cómoda y relajada. Además, el movimiento de los brazos no debe tensar el cuello ni la parte alta del cuerpo, para ello debe mantener sus omóplatos estabilizados y sus hombros relajados y abiertos.
- Controle que el abdomen permanezca contraído durante todo el ejercicio y mantenga en todo momento la flexión del tronco con la espalda separada del suelo.
- Si el cuello sufre demasiada tensión o siente dolor en él, apoye la cabeza sobre una mano manteniendo el codo bien abierto y realice el movimiento de ascenso y descenso con el brazo contrario durante la mitad de repeticiones cambiando de brazo a continuación para realizar las restantes repeticiones.

2. Estiramiento de la columna hacia delante

Este ejercicio enseña a articular la columna, pero en posición sentada en lugar de supina, a la vez que se realiza una flexión del tronco hacia delante. Además enseña en el regreso, la importancia de seguir alargando el cuerpo axialmente para volver a quedar sentado sobre los isquiones, (cada uno de los huesos situados en la pelvis) bien erguido.

Es un ejercicio que fortalece los abdominales así como la musculatura de la espalda. Fomenta la articulación vertebral y estimula la circulación en la región lumbar.

❏ El ejercicio parte desde la posición decúbito supino, con los brazos extendidos a ambos lados, las rodillas flexionadas y juntas y los pies plantados en el suelo.

❏ Los brazos se extienden por encima de la cabeza, mientras que las manos deben quedar a unos 7 u 8 cm. del suelo.

❏ Luego, elevar las puntas de los dedos hacia el techo, despegando el cuerpo del suelo para elevarlo tan alto como sea posible.

❏ Inhalar al llegar al punto más alto y exhalar mientras se vuelve a la posición inicial.

Hay que intentar concentrarte en la respiración y en "abrir" la zona lumbar. Si se trata de una persona muy rígida, se deben flexionar las rodillas. Si cuesta controlar los hombros, se pueden poner las manos sobre la colchoneta, deslizándolas hacia delante durante el movimiento. Hay que procurar que los movimientos no sean bruscos, subiendo y bajando suavemente y repitiendo el ejercicio entre cinco y diez veces.

Una variante a este ejercicio consiste en levantar los brazos hacia delante desde la posición inicial, esto es, sentado en la colchoneta con la espalda recta, las piernas al frente y las rodillas flexionadas. Los brazos deben quedar alineados con los hombros. A continuación, se va curvando la espalda apoyándola suavemente sobre la colchoneta y expulsando el aire. En el momento que se separan los pies del suelo, se invierte el movimiento, volviendo de nuevo a incorporarse con una inspiración.

Las primeras veces que se realiza este ejercicio, posiblemente no será posible elevarse del todo hasta llegar a la posición sentada. Pero poco a poco irá ganando fuerza y con ella la capacidad para realizar este y otros ejercicios.

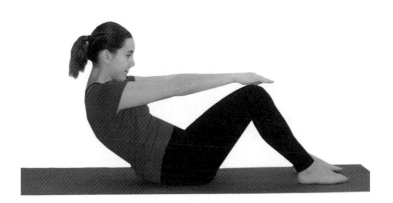

3. Elevación con piernas abiertas

Se trata de un ejercicio que potencia la articulación de la columna y estira la zona lumbar lumbosacra y los músculos isquiotibiales. El mayor reto de este ejercicio es mantener la elongación axial desde la cadera hasta el cuello. Es un ejercicio avanzado, por lo que conviene no realizarlo hasta que no se haya ganado movilidad en el centro y en la columna. En cualquier caso no debe exigirse un sobreesfuerzo para su realización.

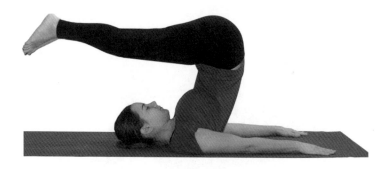

❏ Desde la posición decúbito supino, y con los brazos a ambos lados del cuerpo, los hombros relajados y las piernas extendidas se hace una inhalación y se empiezan a despegar progresivamente las caderas y la columna de la colchoneta.

❏ Mentalmente se conecta con el centro y se realiza una flexión del tronco hacia atrás hasta que las piernas queden paralelas a la colchoneta.

❏ Inhalar separando las piernas a lo ancho y exhalar mientras desciende el tronco vértebra a vértebra hasta quedar en la posición inicial.

❏ Volver a juntar las piernas e iniciar de nuevo la secuencia. Este ejercicio se debe realizar entre tres y cinco veces con las piernas juntas durante la elevación y separarlas durante el descenso.

❏ Luego, se invierte la secuencia, separándolas durante la elevación y juntándolas durante el descenso, otras cinco veces si es posible.

Es importante no flexionar las rodillas en este proceso y si le resulta difícil llegar a tocar el suelo con los dedos de los pies, no hay que desanimarse, seguro que con el tiempo y la práctica continua llegará hasta ese extremo.

Controle el movimiento de elevación y descenso desde el centro. Efectúe la elevación desde la base de las caderas, si utilizar ningún impulso. Inmovilice el tronco presionando con las manos sobre la colchoneta y deslizando los brazos hacia los pies, estabilizando las escápulas.

Mantenga la cabeza bien apoyada en la base del cráneo en la colchoneta y el cuello alongado, con la parte superior del cuerpo pegada a la colchoneta y sin arquear la espalda mientras se realiza el movimiento. Hay que recordar que el apoyo final se realiza sobre los hombros, no sobre el cuello.

Uno de los errores más comunes a la hora de acometer este ejercicio es darse impulso con las piernas para elevar el tronco del suelo sin necesidad de articular la columna. Esta acción puede producir lesiones, por lo que se recomienda no hacerla.

4. Círculos con una pierna

Este ejercicio clásico mejora la estabilidad del tronco y la pelvis. Moviliza la articulación de la cadera utilizando el centro para controlar el movimiento y mantenerla en posición correcta. Es un excelente ejemplo de estabilización coordinada y movilización, que se traduce en la disociación de la articulación de la cadera.

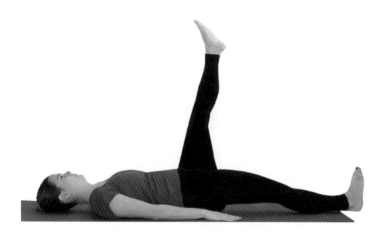

❑ La pierna dibuja círculos sin esfuerzo y con fluidez desde el centro mientras la pelvis permanece anclada y la columna lumbar quieta.

❑ Parte desde la posición de tendido supino con los brazos a ambos lados del cuerpo. Las piernas se estiran con el pie en punta y los hombros se relajan. Inhalar mientras se flexiona la pierna derecha y se coloca en una posición de 90°, exhalar para conectar con el centro y estirar la pierna hasta el techo.

❏ Inspirar y comenzar a describir un círculo la pierna estirada hacia el techo cruzándola por encima de la pierna contraria como si dibujásemos un círculo con el pie. Concentrarse en no perder la estabilidad de las caderas durante el movimiento de la pierna. En caso de que se pierda la estabilidad de las caderas, reducir el diámetro del círculo. Se podrá aumentar el diámetro de los círculos a medida que se domine el ejercicio, siempre y cuando las caderas se mantengan totalmente inmóviles y estables en la colchoneta durante el movimiento. Una variante de este movimiento consiste en utilizar una banda elástica con la que agarrar la pierna que se halla en vertical.

❏ Exhalar y completar el círculo hasta situar la pierna perpendicular al suelo. Repetir cinco veces con cada pierna inspirando al iniciar el círculo y exhalando al finalizarlo, y después invertir la dirección del círculo.

Es conveniente:

• Mantener los brazos firmes venciendo la resistencia de la banda con los codos anclados en el suelo durante todo el ejercicio y los hombros relajados con los omóplatos estables.

• Controlar que el abdomen permanezca contraído durante todo el ejercicio, especialmente en el movimiento de subida de la pierna ya que es allí donde el centro de energía debe controlar el movimiento al máximo.

• Mantener la cadera y el tronco inmóviles durante todo el ejercicio y evitar que la rodilla gire hacia dentro al describir los círculos.

• Asegurarse de que la pierna que está realizando el movimiento circular permanezca girada hacia fuera a nivel de cadera y contraer ligeramente los glúteos para facilitar el movimiento de subida de la pierna.

5. Rodar hacia atrás

Se trata de un ejercicio que tiene como finalidad movilizar la columna y fortalecer los músculos abdominales. Es un ejercicio que mejora el equilibrio y masajea la espalda, reduciendo la tensión de la columna vertebral. Cuando se desarrolla con normalidad, se puede controlar la inercia del movimiento y mantener la contracción del centro durante todo el ejercicio.

Antes de comenzar es importante concienciarse de que los talones se van a juntar con las nalgas y procurar verse como una pelota o como una figura compacta.

❏ La postura inicial es tumbado boca arriba, con la cabeza, la espalda, los glúteos y las piernas en el suelo. Los brazos se extienden a lo largo del cuerpo con las palmas tocando el suelo.

❏ Llevar las dos rodillas hacia el pecho, flexionando progresivamente las rodillas, la cadera y la columna hasta que las rodillas se encuentren por encima de la cabeza.

❏ Relajar los hombros al tiempo que se practica una inhalación y, entonces, mientras se exhala, encoger el ombligo hacia la columna vertebral y los talones hacia las nalgas.

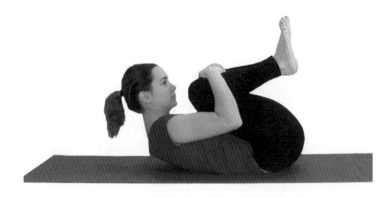

❏ La postura final es con la columna flexionada hacia atrás, la cadera también flexionada y las rodillas por encima de la cabeza.

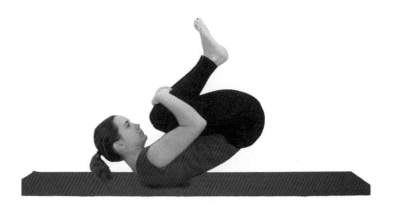

No es una postura fácil, y por tanto su práctica le será más fácil a una persona ya experimentada que no a una persona que se inicia en el método Pilates. En cualquier caso, la cabeza debe permanecer inmóvil, sin desplazarse hacia atrás y hacia delante, manteniendo la barbilla en el pecho. No hay que alargar las piernas al rodar, es mejor mantenerlas juntas y con los pies cerca de los glúteos durante todo el ejercicio. Los codos deben estar separados del cuerpo y ligeramente flexionados.

Al rodar de nuevo a la posición inicial la espalda no debe golpear al suelo, el cuerpo debe percibir cada vértebra presionando en el colchoneta para que el movimiento sea más fluido.

Sarah Woodward

Los errores más comunes a la hora de realizar este ejercicio son:

- No mantener el centro conectado dejando que los abdominales se relajen.
- Rodar demasiado atrás ejerciendo tensión en el cuello.
- Golpear la espalda contra el suelo al volver a la posición inicial.
- Encoger los hombros.
- Estirar las piernas al rodar hacia atrás.
- No mantener el patrón respiratorio.
- No mantener la columna en "C" durante todo el ejercicio.

Existe una variante del ejercicio anterior mucho más apta para principiantes, que consiste en preparar los músculos abdominales inferiores y la columna.

Empieza con la misma postura que el ejercicio anterior pero esta vez colocando los brazos atrás y apoyando las manos en el suelo apuntando hacia delante, con los codos ligeramente flexionados. A continuación, inspire, meta la barbilla, contraiga el ombligo y eche la espalda hacia atrás, apoyándose en los codos. Sin aflojar los abdominales, espire e incorpórese estirando la columna tanto como pueda.

6. Estiramiento de una pierna

Este ejercicio fortalece el abdominal recto y el transversal, mejora la coordinación, fortalece y alarga los músculos de piernas y caderas. El objetivo de este ejercicio es doble. Por un lado, utilizar el peso de la pierna para que el cuerpo se refuerce, manteniendo la columna en posición neutra. Por otro lado, tal y como se ha comentado, fortalece los músculos abdominales. La posición de inicio es sentado en la colchoneta, sujetando las piernas por debajo de las rodillas y tirando de ellas hacia el tórax.

❏ Lentamente, rodar hacia atrás apoyando cada una de las vértebras de la columna en la colchoneta sin soltar las piernas flexionadas. Mantener el tórax elevado y el abdomen hundido durante todo el ejercicio como si se quisiera pegar el ombligo a la columna, de modo que las caderas queden completamente estabilizadas.

❏ Inspirar profundamente y, al exhalar, extender la pierna izquierda hacia delante siguiendo la línea de la cadera y del centro del cuerpo (o hacia el techo en un ángulo que permita mantener la zona lumbar apoyada en la colchoneta) y sujetando la pierna derecha tirando de ella hacia el tórax.

Para la ejecución del ejercicio hay que seguir los siguientes pasos:

• Mantener los codos abiertos hacia fuera de tal modo que los hombros permanezcan relajados (hacia abajo y hacia fuera) y lejos de las orejas. Tirar del mentón hacia el tórax para poder mantener el cuello en línea con la columna.

- Inhalar diafragmáticamente recogiendo las piernas y al exhalar cambiar las piernas extendiendo la pierna derecha y flexionando la izquierda de tal modo que pueda sujetar el tobillo izquierdo con la mano derecha y la rodilla con la mano izquierda. Observe cómo al exhalar el ombligo se hunde hacia la columna vertebral.

- Inhalar diafragmáticamente y al exhalar repetir el proceso anterior cambiando las piernas (esta vez extenderá la pierna izquierda y flexionará la derecha). Pegar el ombligo a la columna vertebral al hacer el cambio de piernas. Repetir el ejercicio entre cinco y diez veces.

Es importante imaginar que el torso se halla pegado al suelo con cemento y que cuando se lleva la rodilla hacia el pecho y se estira la pierna contraria sólo las extremidades se mueven. Hay que actuar como si se llevara la rodilla hasta la nariz y que el dedo gordo de la pierna en extensión llega hacia la pared de enfrente. De esta manera se podrá conseguir un máximo alargamiento de las piernas y las abdominales.

Estos son algunos consejos básicos para la realización de este ejercicio:

- Mantener el tronco totalmente inmóvil y el tórax flexionado hacia delante durante la ejecución del ejercicio controlando en todo momento el ombligo.
- Al cambiar de pierna, aumentar la presión de la columna sobre la colchoneta y contraer el abdomen.
- Mantener la pierna extendida a una altura que permita tener la espalda recta y la zona lumbar apoyada en la

colchoneta y no bajarla por debajo del nivel de cadera. Para mantener la posición de la pierna de un modo más fácil, contraer los glúteos al extender la pierna.

- Nunca flexionar hacia delante el tronco impulsándose con la nuca.

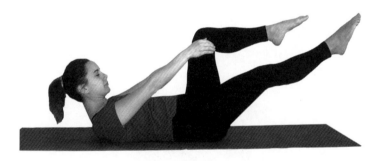

7. Estiramiento de ambas piernas

Este ejercicio es una variante del anterior que fortalece los músculos abdominales, mejora la coordinación y alarga los músculos de piernas y caderas. Contribuye a mejorar la estabilidad del tronco y da fluidez a los movimientos.

❏ Desde la posición supina, flexionar ambas piernas hasta llegar al pecho colocando las manos lo más cerca posible de los tobillos. Luego, inhalar y exhalar tirando del ombligo hacia la columna y elevar la cabeza de la colchoneta alongando el cuello, quedando apoyado en las escápulas. Abrir ligeramente los codos hacia fuera.

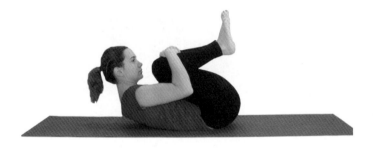

❏ En el momento de inhalar, llevar el ombligo hacia la columna vertebral, estirando los brazos hacia atrás, por detrás de la cabeza. Estirar las piernas y elevarlas hacia el pecho, de manera que el mentón caiga sobre este. Extender las extremidades en sentidos opuestos, con los pies y las manos apuntando hacia la máxima extensión.

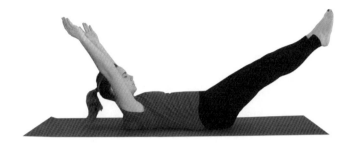

La mirada sigue fija sobre el ombligo y los hombros se relajan.

❑ Al exhalar, bajar los brazos lateralmente hasta los costados y sujetar ambas rodillas llevándolas hacia el pecho. Este ejercicio debe repetirse entre cinco y siete veces.

El cuerpo debe tratar de maximizarse en su máxima expresión cuando se estiran las piernas. La cabeza debe mantenerse levantada exactamente en el mismo lugar que estaba en la posición de piernas dobladas y cerca del pecho. La postura de la parte superior del cuerpo no ha de variar lo más mínimo, ello fortalecerá el cuerpo sin duda.

Conviene mantener el control sobre el centro durante todo el ejercicio, no relajar los abdominales al estirar brazos y piernas. Alejar los hombros de las orejas, manteniendo las escápulas neutras.

Alargar brazos en un ángulo aproximado de 45° respecto a la colchoneta. En el caso de padecer algún tipo de patología lumbar el ángulo puede llegar a ser de 90°, en cualquier caso no hay que permitir que la espalda se arquee. La cara interna de los muslos debe estar en contacto mientras que el tórax debe estar expandido, abriendo los codos hacia fuera.

8. Estiramiento de la columna

Este ejercicio enseña a articular la columna pero en posición sentada en lugar de supina. Además, en el regreso enseña a seguir alargándose axialmente para volver a la posición de sentado sobre los isquiones, bien erguido.

Se trata de un ejercicio muy útil ya que estira la columna y los músculos del cuello, los hombros y la espalda. Acondiciona los abdominales y estira los tendones así como las inserciones de los bíceps femorales con el glúteo lumbar inferior. Gracias a una práctica continuada, es posible abrir un espacio entre los discos intervertebrales de la columna y proporcionar una buena irrigación sanguínea a la zona.

❏ Lo primero que hay que hacer es sentarse sobre la colchoneta, con las piernas estiradas y separadas. La espalda debe quedar bien estirada, relajando y abriendo bien los hombros.

❏ Extender los brazos horizontalmente hacia delante, a la altura de los hombros e inhalar profundamente. Al exhalar, inclinar la cabeza, con el mentón recogido hacia el pecho y la mirada al ombligo, pero con las manos apuntando hacia el frente. El practicante de Pilates debe imaginar que alguien tira de él desde la cintura hacia atrás, mientras lucha por desembarazarse y tira hacia delante. Encoger los abdominales, separando los brazos. El cuerpo debe adoptar la postura de la letra C.

❏ Inhalar y erguir la columna gradualmente, al tiempo que se encogen los abdominales mientras se vuelve a la posición inicial. Los pies deben continuar flexionados y las piernas en extensión durante todo el ejercicio. Repetir esta secuencia entre cinco y siete veces.

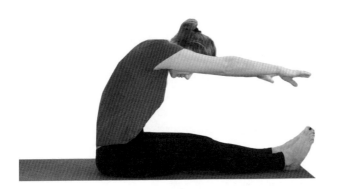

El quid del ejercicio consiste en inclinarse hacia delante, no curvarse, por lo que debe tratar de mantener la columna estirada mientras dure el movimiento. Elevar la columna tomando como apoyo las caderas, como si en lugar de vértebras dispusiéramos de un resorte. Cuando retorne a la postura inicial, imagine que está tratando de levantar la columna con la espalda arrimada a una pared.

Este ejercicio ayuda a establecer una colocación perfecta de la espalda desde la postura sentada, al tiempo que el cuerpo se familiariza con las sensaciones de alargamiento y elevación.

Una variante de este ejercicio consiste en utilizar una gran pelota de goma.

❏ Siéntese en la pelota, con la pelvis en posición neutra, los pies separados por el ancho de las caderas y las manos apoyadas a los lados de la pelota.

❏ Espire y contraiga los músculos centrales, mientras extiende la nuca y baja la barbilla hacia el pecho.

❏ Empiece a flexionar la columna, vértebra a vértebra. Al bajar, deje que se relaje el pecho y la caja torácica. Llegue hasta donde le resulte cómodo, no fuerce el estiramiento.

❏ Los brazos pueden caer algo por debajo de las rodillas. Relaje los hombros para que no se eleven. Mantenga la posición mientras toma aire. Espire y empiece a extender la columna, volviendo a colocar las vértebras una sobre otra.

❏ Luego deje caer los hombros y concéntrese en la sensación de extensión de la nuca.

❏ Repita el ejercicio entre 3 y 5 veces.

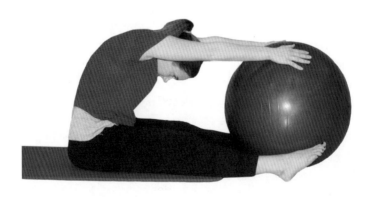

9. Balancín con las piernas abiertas

Este ejercicio fortalece los abdominales, estira los tendones de las corvas así como las inserciones de los bíceps femorales con el glúteo lumbar inferior; mejora el equilibrio y la coordinación y favorece la circulación en la parte inferior de la espalda.

❏ La postura de la que se parte es la misma que para el estiramiento de columna hacia delante, con las rodillas flexionadas y el cuerpo en forma de C.

❏ El cuerpo debe mantener un equilibrio justo al echar el peso hacia atrás, levantando las piernas de modo que puedan llegar a la horizontal de los hombros, con las rodillas flexionadas y las piernas paralelas al suelo.

❏ Intente mantener los músculos abdominales contraídos mientras balancea el cuerpo sobre el cóccix. Sujete los pies a la altura de los tobillos de modo que queden suspendidos en el aire a escasos centímetros de la colchoneta.

❏ Inhale y luego levante ambas piernas en un movimiento recto y fluido, manteniendo entre las mismas un ancho similar al de los hombros.

❏ Exhale. Luego baje las piernas y vuelva a la posición inicial. Repita este movimiento dos o tres veces. En la última repetición, mantenga las piernas extendidas en el aire durante algunos segundos.

❏ Deje caer el cuerpo hacia atrás lentamente realizando el balancín dos o tres veces y volviendo a la posición de partida, con las piernas elevadas y los tobillos a la altura de los hombros. Esta secuencia completa puede ser repetida en dos o tres oportunidades. No suelte las piernas ya que de hacerlo no se produciría ningún beneficio abdominal. La cabeza no ha de tocar la colchoneta en el momento del balanceo hacia atrás, es conveniente balancearse controladamente retornando a la posición inicial. Si experimenta alguna dificultad para mantener el equilibrio en la posición erguida, se pueden flexionar un tanto las rodillas. El ejercicio se ha de repetir entre cinco y siete veces.

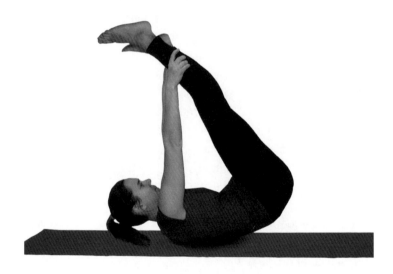

A la hora de realizar este ejercicio se puede visualizar la manera como rueda una pelota, ya la forma de proceder es muy similar. También se puede pensar que, en el momento de rodar hacia atrás, se sostiene algo muy frágil en el regazo, de manera que si la cabeza llega a tocar la colchoneta, el objeto caerá y se romperá en mil pedazos.

10. El sacacorchos

En el sacacorchos tenemos que comenzar tumbados boca arriba y con las piernas estiradas hacia el techo y la columna neutra (esto es, pegada totalmente al suelo y la barriga contraída).

Los brazos, por el contrario, permanecerán estirados pero al lado del cuerpo, mientras que las manos deben mantenerse apoyadas con firmeza en el suelo. En esta postura, se realizarán círculos, con las piernas bien juntas, alrededor de la cintura.

Este ejercicio fortalece los abdominales y la parte baja de la espalda, tonifica los tríceps, alarga los cuádriceps y reafirma la cara interior de los muslos.

❏ Recostado en la posición decúbito supino, con los brazos a ambos costados y la columna en posición neutra. Desde ahí, levantar las piernas lentamente hasta que queden verticales. Contraer el ombligo y respirar.

❏ Con los talones pegados y los dedos gordos de los pies apuntando hacia la vertical, presionar con los brazos sobre el suelo y tratar de alargar las piernas hacia el techo accionando los cuádriceps.

❏ Mantener la columna en posición neutra y las caderas fijas sobre la colchoneta. Los hombros y el cuello deben permanecer relajados durante todo el movimiento, que consiste en inclinar las piernas hacia un lado y, al espirar, dibujar un círculo en ese lado. Las piernas deben moverse en sentido contrario a las agujas del reloj, concentrándose en contraer el ombligo hacia la columna vertebral mientras las piernas giran en ambos sentidos.

❏ Realizado el círculo, y cuando las piernas están en la posición inicial, inhalar. Al exhalar, realizar esos mismos círculos en sentido contrario.

❏ Repetir cuatro veces a cada lado.

La parte de la espalda correspondiente a la zona lumbar debe hallarse pegada literalmente al suelo, con ello se consigue fijar la pelvis y mantenerla inmóvil mientras las piernas dibujan círculos en el aire. El practicante de Pilates debe concentrarse en alejar las piernas de su centro, notándolas cada vez más ligeras y que el movimiento sea más fácil.

Recuerde:

- Si se percibe dolor, hay que parar inmediatamente.
- Los círculos primero se realizan a un lado y después al otro
- Mantenga la postura un mínimo de 20 segundos y un máximo de 30.
- Inspire en la parte más sencilla, y vaya soltando el aire suavemente en la parte difícil.

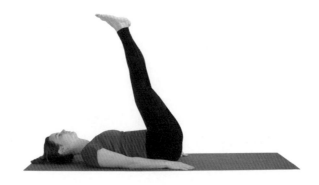

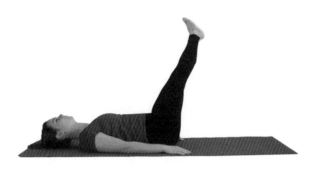

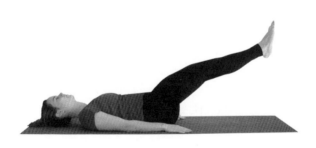

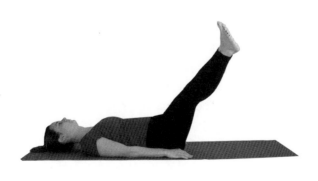

11. La sierra

Consiste en la rotación del tronco y la flexión hacia delante con la mano estirada cortando la pierna contraria a modo de sierra. El objetivo es ejercitar los abdominales y la movilidad de la columna al girar, mientras que los lumbares mantienen la espalda recta. También sirve para estirar isquiotibiales.

❏ La posición de partida es sentado sobre los isquiones con la espalda lo más erguida posible apuntando al cielo con la coronilla. Mantenga las piernas estiradas y separadas un poco más que la altura de las caderas con los pies flexionados de tal modo que los dedos apunten al cielo.

❏ Al exhalar contraiga el abdomen pegando el ombligo a la columna vertebral estabilizando completamente las caderas como si estuviera sentado sobre un bloque de cemento.

❏ A la hora de iniciar el ejercicio, inhale diafragmáticamente y aproxime un poco la barbilla hacia el tórax de tal modo que pueda alargar la columna vertebral al máximo hacia el cielo.

❏ Exhale y realice un giro a la derecha desde la cintura manteniendo las caderas totalmente estabilizadas hacia delante. Flexione el tronco hacia delante desde las costillas de tal modo que pueda aproximar la coronilla y mano izquierda hacia el pie derecho.

❏ Inspire y vuelva a la posición inicial alargando bien la columna y apuntando con la coronilla hacia el cielo.

❏ Exhale y realice el mismo movimiento de giro anterior, pero esta vez girando hacia la izquierda.

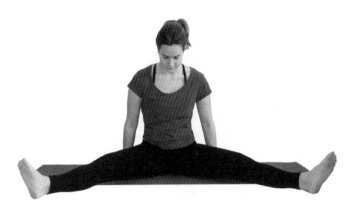

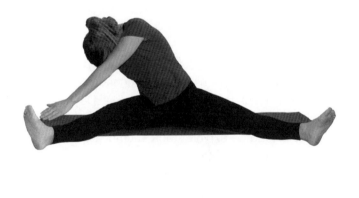

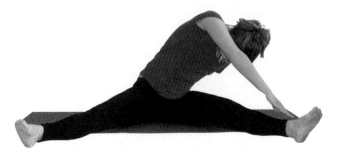

Recuerde:

- Concéntrese en estabilizar totalmente las caderas mientras realiza todo el ejercicio.

- Al incorporarse para recuperar la posición inicial, inicie el movimiento reforzando abdominales y nalgas, de tal modo que la cabeza sea la última parte en erguirse hacia el cielo.

- No desplace hacia dentro las rodillas al flexionar el tronco y frotar el dedo meñique.

- Durante la flexión del tronco hacia delante, alárguelo desde la coronilla y asegúrese de no tensar la nuca.

- Las nalgas y las piernas deben hallarse "pegadas" al suelo mientras gira el torso, de manera que caderas, piernas y pies no pierdan nunca la alineación mutua durante la ejecución de los movimientos. Para maximizar estos y mejorar la flexibilidad al realizar los giros y estiramientos, flexionar el pie izquierdo (en este caso el pie contrario a la dirección del movimiento), presionando con el talón sobre el suelo con la mayor fuerza posible. De esta manera, la mitad contraria, queda inmovilizada en el suelo y existe la posibilidad de explorar toda la amplitud de movimientos en el lado opuesto.

Este ejercicio puede resultar perjudicial en el caso de patologías discales.

12. El cisne

Es este un ejercicio que fortalece la espalda mejorando la definición muscular tanto en la parte dorsal como en la parte lumbar. Además, tonifica y reafirma la parte posterior de las piernas y prepara el cuerpo para otros ejercicios más exigentes.

Está muy indicado para la corrección de las espaldas curvas, además de aportar fuerza al cuello y zona lumbar. Se practica de la siguiente forma:

❏ Apoyar las manos en el suelo, boca abajo, con los codos doblados mirando hacia el techo y la cabeza bien alineada con la columna y la frente ligeramente apoyada en el suelo.

❏ A continuación empuje las manos y los pies contra la colchoneta, estire los brazos, inspire y contraiga el ombligo.

❏ Elevar la parte superior del tronco, expulsando el aire. Cuando bajemos de nuevo el tronco hacia la colchoneta inspiramos, manteniendo así activo el centro de energía del cuerpo.

❏ Cuando levante el pecho por cuarta vez, tire de él hacia arriba, entonces levante las manos y tire de ellas hacia delante.

❏ Pasaremos luego a trabajar la parte inferior del cuerpo. Inspirar en la preparación, al espirar elevamos ambas piernas.

❏ Espire y balancéese hacia atrás, apoyando el peso sobre las piernas, repitiendo este ejercicio al menos cinco veces.

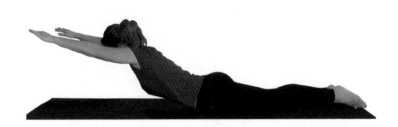

Con el fin de sentirse seguro en la realización de este ejercicio existe una variante para ejecutarlo correctamente. Sólo hay que añadir fuerza a las piernas apoyándose sobre el vientre mientras inspira. A continuación meter el ombligo hacia dentro y contraer los músculos de las nalgas y los muslos inferiores. Con ello conseguirá empujar la cadera contra el suelo y levantar las piernas —lo más rectas posible— del suelo. Espire y vuelva a bajar las piernas hasta apoyarlas en la colchoneta, repitiendo el ejercicio al menos cinco veces.

Consejos:

- Estire los brazos tanto como su cuerpo lo permita. Profundice en el ejercicio tanto como pueda, pero siempre evitando forzar la espalda. Si su flexibilidad se lo permite, mire de alargar los brazos hasta el final, manteniendo la conexión de la parte delantera de la pelvis y las piernas con el suelo.
- Mantenga los muslos y el suelo pélvico pegados al suelo durante todo el ejercicio.
- Coordinar la respiración con el movimiento.

13. Patada con una pierna

La patada con una pierna es un ejercicio dinámico que pone a prueba el control y el ritmo, trabaja los músculos que recorren la parte posterior de las piernas y estira los flexores de la rodilla y los extensores de la cadera.

Es un ejercicio muy completo, ya que se trabajan los extensores de cadera, los isquiotibiales, los pectorales, los glúteos, los extensores de la espalda, los cuádriceps y los abdominales.

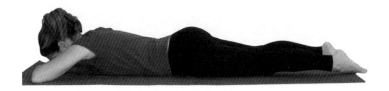

❑ La posición de partida es recostado boca abajo en la colchoneta, con las piernas alineadas a lo ancho de las caderas. El pubis debe quedar apoyado a la colchoneta, con las manos cerradas en un puño o bien perfectamente alineadas con los antebrazos. Los talones deben estar juntos y bien apretados.

❑ Desde ahí, contraer los glúteos y doblar la rodilla izquierda apuntando los dedos del pie izquierdo dándole un impulso en dos tiempos hacia las nalgas mientras se inhala profundamente. Exhalar mientras se devuelve la pierna al punto de partida y flexione la derecha hacia las nalgas con un impulso y rebote. Inhalar al llevar el talón derecho a la nalga derecha.

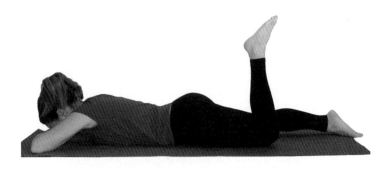

Este ejercicio conviene realizarlo con el tronco bien apoyado en la colchoneta y las manos bajo la frente.

Consejos:

- Mantener bien alineada la columna, buscando el anclaje sobre los antebrazos y con la cervical bien recta.

- Mantener el control sobre el tronco extendido, evitando cualquier movimiento.
- Mantener la elevación con los abdominales bien traccionados hacia arriba para proteger la columna lumbar.
- Comprobar que los hombros se hallan por encima de los codos y que el tórax permanece elevado y alargado sin hundirse.
- No hay que dejar que el peso del cuerpo se desplome sobre los hombros o la mitad inferior de la espalda.
- Abrir el pecho conectando las escápulas.
- Mantener los brazos activos durante todo el ejercicio para mantener elevado el tronco. Empujar a través de los codos.
- El beneficio de estos ejercicios es una mayor resistencia y flexibilidad en los tendones de la corva, la espalda superior, los abdominales y los cuádriceps.
- Si este ejercicio se realiza de forma incorrecta, podría ocasionar lesiones.
- Las personas con poco equilibrio debe tener cuidado al realizar este ejercicio.

Uno de los errores más comunes a la hora de practicar este ejercicio es encoger el tronco y dejar que se hunda sobre la espalda. Hay que impedir una alineación incorrecta de la cervical, flexionando demasiado el cuello. Los principiantes suelen cometer un error muy común que consiste en no apoyar el pubis sobre el suelo, lo que producirá sin duda desequilibrios.

Sarah Woodward

14. Patada doble

Es un ejercicio que ayuda a estirar y fortalecer la parte superior de la espalda y los hombros. Al reforzar los músculos de la espalda, se acondicionan también los tendones de las corvas. Además, abre el pecho y los hombros, estirando todo el tejido conjuntivo y mejorando la coordinación. En total se trabajan los extensores lumbares, los glúteos, los isquiotibiales, los romboides, los abdominales, los flexores de cabeza y los pectorales.

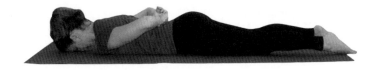

❏ Se realiza de manera similar que la patada de una pierna, partiendo de la postura decúbito supino, con la frente apoyada en la colchoneta. Entrelazar las manos en la espalda, enganchando los dedos índice y medio de la derecha con los dedos de la mano izquierda. Los codos deben estar flexionados, tocando el suelo, uno a cada lado del cuerpo.

❏ A continuación flexionar las rodillas, mantener las piernas juntas y con los dedos de los pies bien rectos, apuntando hacia el techo. Las caderas se aplican contra el suelo mediante la contracción de glúteos, mientras los codos siguen doblados y tocando el suelo durante todo el ejercicio.

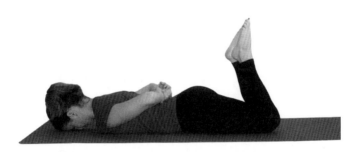

❏ Exhalar conectando el centro y extender bien las rodillas y las caderas, estabilizando las escápulas.

❏ Inhalar y aumentar la elevación del tronco, elevando también las piernas.

❏ Exhalar y mantener la postura durante unos segundos. Repetir seis veces.

Con el fin de evitar lesiones cervicales se pueden alternar diversas series, apoyando primero la mejilla izquierda sobre la colchoneta y luego, en el siguiente ejercicio, la mejilla derecha.

Consejos:

- Mantener la pelvis estable.
- Mantener el centro conectado durante todo el ejercicio para evitar la hiperextensión de la columna lumbar.
- Realizar la elevación del tronco y de las piernas hacia delante, no hacia el techo.
- Flexionar las rodillas de manera pausada, sin brusquedades.
- Mantener las rodillas y los pies juntos durante todo el ejercicio.
- Mantener el pecho y los codos abiertos al elevar el tórax.
- Los brazos deben extenderse por completo en la espalda.
- La cabeza no debe hundirse entre los hombros, manteniendo la cervical bien alineada y tirando de la coronilla hacia fuera.
- Para evitar la compresión de la zona lumbar y maximizar el trabajo de las nalgas, no hay que permitir que la espalda se arquee al ejercitarse. En cambio, conviene mantener la pelvis metida presionando con el pubis hacia abajo y separando el ombligo del suelo.

15. Tirar del cuello

Este ejercicio fortalece el centro, los abdominales y la espalda. Además, aumenta la flexibilidad de los tendones de las corvas y de la región lumbar. Se trata de un movimiento suave y metódico que exige un movimiento muy lento y controlado en las diferentes repeticiones que trabaja especialmente los flexores de cader, los isquiotibiales y los glúteos.

Se trata de uno de los ejercicios más difíciles de realizar bien.

❏ Se parte desde la posición recostado hacia arriba sobre la colchoneta, con el ombligo hacia dentro y la columna en posición neutra.

❏ Luego, entrelazar los dedos de la mano por detrás de la nuca e inspirar profundamente.

❏ Cuando se empieza a exhalar, empezar a despegar del suelo la parte superior de la cabeza, vértebra a vértebra, con los codos bien abiertos y llevando el mentón hacia el pecho. Levantar completamente el torso del suelo dibujando una gran C y dirigir la frente hacia las rodillas flexionando totalmente la columna.

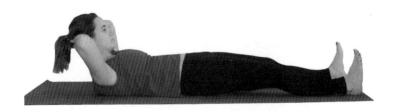

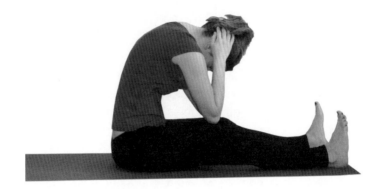

❑ Inhalar y rectificar gradualmente la columna hasta conseguir que la espalda esté bien recta, los codos abiertos a ambos lados de la cabeza y el ombligo encogido hacia la columna. Las piernas deben estar siempre lo más rectas posibles y los pies completamente flexionados.

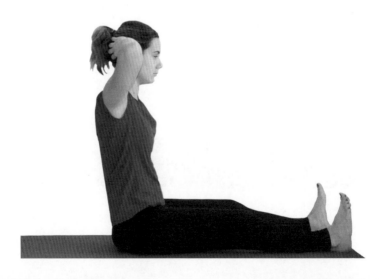

❏ Es un ejercicio que debe repetirse entre cinco y siete ve-ces, evitando que el cuerpo se halle en tensión durante el movimiento. La serie de ejercicios debe realizarse de ma-nera paulatina, sin caer en un movimiento descontrolado y rápido. El practicante de Pilates debe notar cómo se articula la columna al subir o al bajar, con las cervicales bien alineadas y sin despegar las piernas del suelo.

Consejos a la hora de realizar el movimiento:

- No tirar la cabeza hacia delante con demasiada fuerza, para evitar que los músculos del cuello puedan llegar a sobrecargarse.
- Mantener las piernas pegadas al suelo durante todo el ejercicio.
- Anclar bien los talones al suelo.
- Activar los abdominales antes de iniciar la subida.
- Mantener los codos en línea con las orejas.
- El movimiento de subida y bajada debe ser siempre gra-dual y fluido.
- Bascular la pelvis en retroversión para que puedan inter-venir de manera correcta los extensores de cadera.
- Mantener el abdomen activado en tensión durante todo el ejercicio.

A la hora de realizar este estiramiento de la columna con trac-ción vertical debe tenerse un gran control sobre el movimien-to, ya que la flexión hacia delante provoca poner en juego el par cuádriceps-bíceps femorales con los tendones de las corvas, mientras que durante el descenso se activan los mús-culos dorsales. Al realizarlos de manera paulatina, se evitan lesiones y se obtiene un mayor control abdominal, fin último de este poderoso ejercicio.

16. Las tijeras

Mediante este ejercicio se incrementa el estiramiento de la cadena posterior de la pierna mientras se trabaja la región abdominal. Es un trabajo similar al de estiramiento de una pierna, la diferencia es que la pierna que se tracciona hacia el pecho está estirada, lo que permite flexibilizar la musculatura isquitobial y la parte posterior de la pierna.

La acción muscular es diferente, puesto que la rodilla se mantiene estirada todo el ejercicio. El papel principal es para los músculos abdominales y flexores de la cadera. Las dos piernas permanecen estiradas todo el ejercicio.

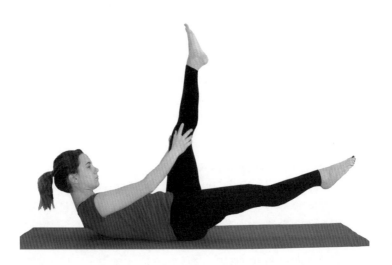

❏ El ejercicio consiste en estirar ambas piernas e ir agarran-
do una y otra alternativamente manteniendo la posición
de la cabeza elevada (sin tensión cervical, mirando en
dirección al ombligo); en cada espiración se debe cambiar de pierna. En condiciones ideales las piernas deben
permanecer estiradas por completo y se debe buscar
el descender la pierna más baja cerca de un ángulo de
cuarenta y cinco grados respecto al suelo siempre que
no se despegue en ningún momento la zona lumbar de
la colchoneta.

❏ Hay que procurar recorrer la misma distancia con ambas
piernas, ya que es mucho más fácil caer en la tentación
de mover una pierna más que la otra.

❏ El movimiento debe ser lento y controlado y repetirse entre cinco y diez veces, coordinando la respiración con el
movimiento e intentando abrir cada vez más las piernas.

Consejos para la realización de este ejercicio:

- Mantenga el cuerpo estable (quieto).
- La zona lumbar (parte baja de la espalda) debe estar
apoyada en la colchoneta.
- Use la fuerza de los brazos para acercar la pierna al pecho en las dos tracciones, y no la fuerza de la espalda.
- Acerque la pierna a la cara, o al pecho, y no la cara a la
pierna.
- ¡Controle la pierna que baja! Las dos piernas se mueven
lo mismo, si la pierna que tracciona hacia la cara se desplaza 5 cm la otra pierna se alejará solo 5 cm.
- La respiración tiene múltiples combinaciones, por ejemplo, inspirar al traccionar de una pierna y espirar al traccionar la otra.

- Con 5-6 repeticiones con cada pierna notará el alargamiento de la parte posterior del cuerpo (espalda y piernas) al mismo tiempo que fortalece la región abdominal protegiendo la zona lumbar.

Este ejercicio pone en movimiento todo el cuerpo, es como un número de contorsionismo que requiere una gran fuerza y control. Al ser un movimiento de suelo, se aprovecha la resistencia que ofrece para hallar puntos de apoyo que al presionar hacen palanca con la parte posterior de los brazos. También resulta muy beneficioso para activar la circulación de la zona de los riñones y de las glándulas suprarrenales.

Existe una alternativa a este ejercicio: en vez de apoyarse sobre los hombros, se levantan del suelo, apoyando el tronco sobre los codos. Entonces, en esa posición semirecostado, levantar las piernas hasta alcanzar un ángulo de entre 30 y 45° del suelo, bajando una pierna mientras se espira e invirtiendo la posición de las piernas mientras se inspira. El ejercicio debe repetirse unas diez veces.

Consejos:

- No debe aparecer tensión cervical.
- Si quien se ejercita es un principiante y la flexibilidad no se lo permite, hay que procurar agarrarse bien de la parte posterior del muslo en la zona del gemelo. Igualmente, si no puede estirar la rodilla completamente, conviene mantenerla ligeramente flexionada.

17. La bicicleta

Este ejercicio utiliza las corvas y estira los músculos de la cadera y de los muslos anteriores. Además, fortalece e incrementa la flexibilidad de la espalda, y el estiramiento de los tendones de las piernas y los flexores de la cadera.

❏ La posición de partida es recostado sobre la espalda en la colchoneta, con los brazos al lado de tu cuerpo y extendiéndolos hacia la altura de la cadera. Mantener las manos descansando sobre la colchoneta y los dedos apuntando hacia la parte inferior de la colchoneta.

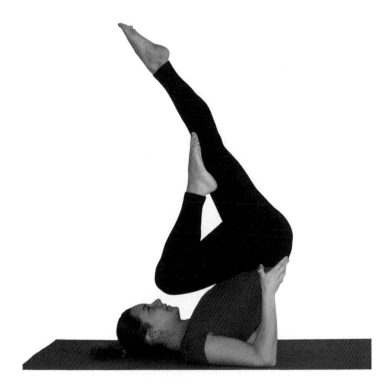

❏ A continuación inhalar y levantar las piernas hasta formar un ángulo de 90 grados con el cuerpo. Mantener las piernas rectas y los pies en punta.

❏ Exhalar y bajar las puntas de los pies hasta tocar de nuevo el suelo, siempre de una manera muy lenta y suave.

❏ Inhalar, rodar sobre la columna y elevar la cadera, tomando la pelvis con las manos.

❏ Mantener las rodillas flexionadas exhalando el aire. Luego, llevar hacia delante una de las piernas. Inhalar y extender la otra pierna. Repetir el movimiento dos veces.

❏ Extender una pierna hacia atrás y la otra llevarla al frente, alternando el movimiento de flexión de ambas piernas.

❏ Llevar un ritmo controlado y repetir el movimiento alterno de ambas piernas cuatro veces. Desarmar la postura con cuidado y relajar el cuerpo.

Al realizar la extensión de una pierna hacia delante, hay que tratar de levantarla hasta la altura de la nariz. En el momento que la pierna dobla hacia atrás, se debe alejar de la cadera como si la punta del pie hubiera de tocar la pared que hay a la espalda.

18. El puente

Es un ejercicio muy utilizado en todo tipo de gimnasia de suelo ya que con él se moviliza la columna y se fortalece la parte posterior de la espalda, los muslos y los glúteos, aunque los beneficios irán en función de cómo se contraiga la musculatura.

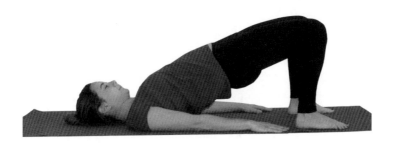

❏ Lo primero que hay que hacer es tumbarse boca arriba sobre la colchoneta, con las rodillas flexionadas y las plantas de los pies pegadas a la colchoneta. Los brazos deben hallarse estirados a lo largo del cuerpo, manteniendo el ombligo hacia dentro mientras se empuja suavemente con las manos hacia el suelo.

❏ Inspirar y contraer el ombligo, basculando ligeramente la pelvis y haciendo fuerza con los músculos abdominales, levantando la cadera hacia arriba al tiempo que se expulsa el aire. Es importante la acción de levantar la cadera, no de empujarla, ya que los músculos de las nalgas no deben trabajar. También es importante que las caderas no se inclinen ni balanceen de un lado a otro.

❏ En la posición en alto, inspirar profundamente. A continuación, bajar la espalda suavemente hasta la colchoneta, apoyando una vértebra detrás de la otra, y espirar. El practicante de Pilates debe percibir la columna como si fueran los eslabones de una cadena que se van apoyando en el suelo, uno detrás de otro. El ejercicio finaliza cuando se apoya el cóccix sobre la colchoneta.

❏ Hay que repetir el trabajo diez veces hasta completar la serie.

Si lo utilizamos como un medio de reforzar la musculatura posterior, buscaremos la contracción de los glúteos para elevar la cadera y notaremos cómo tonificamos esta zona muscular si lo hacemos con las suficientes repeticiones.

Al contraer los glúteos y los músculos posteriores de la espalda y el muslo no se va a conseguir relajar la columna vertebral, más bien se va a producir un acortamiento de los músculos extensores del tronco, por lo que no movilizaremos las vértebras y la espalda se elevará como un bloque.

Por otro lado el puente es un ejercicio muy útil para movilizar la columna vertebral y con ello relajar las tensiones en la musculatura lumbar si conseguimos elevar la cadera sin contraer los glúteos porque así liberaremos la tensión de las vértebras.

Existe una variante de este mismo movimiento. En el momento que las caderas están en alto, inspirar, contraer el ombligo y levantar la pierna izquierda. Mantener la pierna levantada recta apuntando con los dedos hacia arriba y sin dejar caer la cadera. A continuación, levantar la pierna izquierda hacia arriba, espirar y bajarla despacio hasta volver a colocarla a la altura de la rodilla. Repetir este movimiento cinco veces con la misma pierna, cambiar de pierna y repetirlo otras cinco veces.

Este ejercicio es bueno para la hiperlordosis, cifosis, osteoporosis y escoliosis.

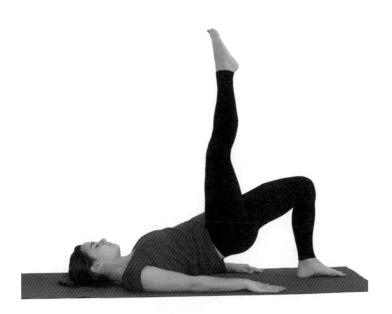

19. Giro de columna

Este ejercicio flexibiliza la columna vertebral y moviliza la espalda de manera que los músculos de la espalda trabajan a conciencia. También sirve para ejercitar la musculatura abdominal y lumbar. Se puede utilizar una banda elástica para facilitar el movimiento e incrementar la intensidad del ejercicio, además de ayudar a estabilizar la zona escapular durante el mismo.

❏ La posición de inicio es sentado sobre la colchoneta, con la columna vertebral erguida, manteniendo la pelvis neutra y las piernas juntas extendidas hacia delante con los talones apoyados bien firmes en el suelo. Entonces, colocar la banda elástica tras los omoplatos y agarrar sus extremos con los brazos flexionados y los codos junto al cuerpo.

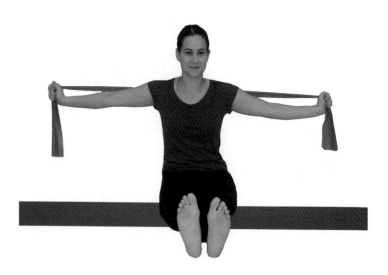

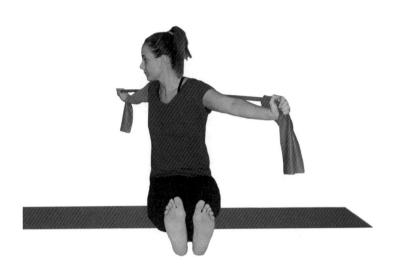

❏ En primer lugar, inspirar, asegurándose que la columna vertebral y el cuello se hallan totalmente erguidos. A continuación espirar extendiendo los brazos en cruz a ambos lados del cuerpo y girar lentamente en tres tiempos el tronco y la cabeza hacia la derecha, eso sí, manteniendo la verticalidad del eje corporal columna-cuello y los omoplatos estables. Luego, regresar al centro flexionando los codos para volver a la posición de inicio.

❏ Exhalar y rotar la columna vertebral ahora hacia el lado izquierdo, extendiendo los brazos a ambos lados del cuerpo también en tres tiempos. El ejercicio debe realizarse durante cinco veces.

Consejos a la hora de practicar este ejercicio:

• Mantenerse erguido durante todo el ejercicio contrayendo fuertemente la musculatura abdominal para proteger la zona lumbar durante el giro y evitar la extensión de la columna.

- Realizar el giro desde las costillas, no desde los hombros, manteniendo de este modo las escápulas conectadas durante todo el ejercicio.
- Permitir que la cabeza siga la rotación natural de la columna evitando que gire excesivamente para no tensar la columna cervical.
- Apretar los muslos entre sí para mantener activos los músculos abductores durante el ejercicio.

La respiración ha de ser cómoda y relajada. Además, el movimiento de los brazos no debe tensar el cuello ni la parte alta del cuerpo, para ello mantener los omoplatos estabilizados y los hombros relajados y abiertos.

Al encoger el ombligo hacia la columna vertebral y erguirse lo máximo posible se ponen en juego los cuádriceps, de manera que las piernas presionan contra el suelo y se estiran los tendones de las corvas. Al poner en juego los dorsales y estirar los brazos en ambos sentidos permite que se relajen ambos hombros. Es una manera muy eficaz de tonificar la espalda y obtener una mayor soltura en los movimientos de columna.

20. La navaja

Este ejercicio fortalece el centro, los músculos de la espalda y los abdominales. También perfecciona el equilibrio y el control corporal. Es importante realizarlo de manera muy lenta, un ejemplo muy claro de que importa más su ejecución que su realización final.

Es un ejercicio de masaje vertebral que tonifica los abdominales. Lo más importante es levantar las piernas tan altas como sea posible, sin dejar de controlar el descenso de las vértebras. No es fácil conseguir la verticalidad perfecta con las piernas las primeras veces que se realiza el ejercicio. Hay que elegir un ángulo que dé comodidad pero que al tiempo dé un cierto grado de exigencia.

❏ Se parte de la posición decúbito supino y las piernas estiradas con los pies juntos. Los brazos deben estar extendidos a ambos costados, con las palmas de las manos presionando contra el suelo.

❏ Entonces, levantar las piernas por encima de la cabeza, estirando la columna vertebral hasta colocarlas paralelas al suelo, eso sí, sin doblar las rodillas y con los dedos de los pies apuntando hacia arriba. Elevar las piernas presionando la pelvis hacia delante.

❏ Los dedos de los pies deben llegar a la vertical de los ojos y a partir de aquí descender la columna, vértebra a vértebra, alargando la musculatura de las piernas en extensión. El ejercicio debe repetirse diez veces.

❏ Los beneficios de este ejercicio son: aumento de la fuerza y la flexibilidad en los músculos de los brazos, las piernas y el torso; estabilidad de los hombros; control del torso; y articulación de los hombros.

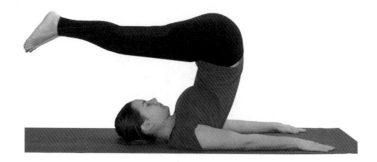

Hay que tener en cuenta que:

- Si este ejercicio se realiza de forma incorrecta, podría ocasionar lesiones.
- Para proteger el cuello de lesiones, hay que asegurarse de mantener los hombros hacia abajo y de alargar el cuello introduciendo suavemente la barbilla en el pecho.

Existen diversas variantes de este ejercicio. Todas ellas implican el reforzamiento de los abdominales ya que trabajan el contrapeso de las piernas en extensión.

❏ Desde la posición decúbito supino, con las rodillas flexionadas y las plantas de los pies apoyadas en el suelo, elevar la pierna derecha hasta colocar las rodillas a la misma altura y junto a la pierna que permanece flexionada.

❏ Luego, extender los brazos por encima de la cabeza, dejándolos a unos 5 cm por encima del suelo. Inhalar, levantar los brazos hacia el techo y luego llevarlos a las rodillas, despegando el cuerpo del suelo e irguiéndolo tanto como sea posible.

❑ Inhalar de nuevo en la culminación del movimiento y exhalar al iniciar el movimiento de descenso, vértebra a vértebra a la posición inicial.

❑ El pie que permanece en el suelo sirve para ganar sustentación en el momento de despegar el cuerpo del suelo para llevarlo a las puntas.

Consejos:

- El secreto de este ejercicio radica en la tensión de los músculos abdominales y la contracción de los glúteos.
- Mantener las piernas juntas y en lo posible extendidas durante toda la fase del ejercicio.
- Los brazos y manos cumplirán un efecto de estabilización por lo cual presionarán fuertemente contra la colchoneta.

Otra variante de este ejercicio consiste en:

❑ Llevar las rodillas hasta el pecho desde la posición decúbito supino y extender luego las piernas para colocarlas en un ángulo de 65° aproximadamente.

❑ Este ejercicio vigoriza la cara interior de los muslos y alarga las piernas. Los brazos deben estirarse por encima de la cabeza, a unos 5 o 6 cm del suelo, con los hombros abiertos y aplicando presión contra el suelo.

❑ Inhalar, exhalar, ejecutar la tensión de las piernas y despegarlas controladamente del cuerpo. Las puntas de los dedos de las manos deben acercarse a los pies, tanto como sea posible, sin que decaigan las piernas ni el empuje aplicado a la columna vertebral.

21. Patada lateral

La patada lateral alarga los músculos de las piernas, adelgaza las caderas y confiere firmeza los glúteos. Es un ejercicio pensado para estirar la parte posterior de las piernas que, al moverlas, pone a prueba la capacidad del centro para mantener la estabilidad y el equilibrio. Se trabajan los abductores de la cadera, los estabilizadores del hombro y los abdominales.

Es conveniente colocar la mano sobre la colchoneta para dar sustentación y facilitar el control mientras se realizan las diferentes series, aunque también se puede apoyar la cabeza una vez se haya progresado en los niveles superiores.

❏ Comenzamos estirados sobre la colchoneta, de lado. Utilizar la mano derecha para apoyar la cabeza, mientras que la mano izquierda se coloca por delante del pecho, apoyada sobre la colchoneta.

❏ La pierna de arriba se estira hacia arriba y hacia abajo diversas veces. También puede llevarse la pierna superior hacia arriba, flexionando y bajando hasta alinearla de nuevo con la pierna inferior.

❏ Desde la posición de pierna elevada y estirada la pierna, inhalar y llevarla hacia atrás, exhalando y luego llevando la pierna hacia delante. Realizar este ejercicio al menos tres veces.

Una alternativa a esta serie consiste en apoyar el brazo que queda abajo y colocar la otra mano por delante, a la altura del abdomen, de esta manera le resultará más fácil mantener el equilibrio.

Consejos:

- Mantener la parte superior del tronco completamente inmóvil durante la ejecución del ejercicio.
- El codo debe mirar hacia el techo para que los hombros y el tórax permanezcan abiertos todo el tiempo.
- Las caderas deben hallarse estáticas, imaginando que la coronilla se halla contra una pared al realizar la patada.
- Mantener el ombligo en la columna y la cabeza elevada y alineada con la columna.
- No hay que flexionar la zona lumbar al llevar la pierna hacia atrás.
- No dejar caer la pierna durante el ejercicio, manteniéndola siempre a la altura de la cadera.

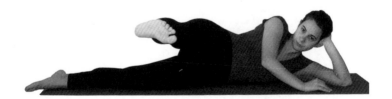

22. El gancho

Se trata de un ejercicio que trabaja la fortaleza del centro, guarda el equilibrio y preserva el control. Está indicado para personas que ya se han iniciado en el método, estudiantes avanzados, aunque es muy práctico que los principiantes empiecen con la preparación al gancho.

❏ Iniciar el movimiento desde la posición sentado, con la espalda bien recta.

❏ A continuación apoyar las manos en la colchoneta por detrás de la espalda, estirando los dedos lo máximo posible.

❏ Levantar la pierna izquierda hasta que quede alineada con el hombro izquierdo y a continuación realizar el mismo movimiento con la pierna derecha. Ambas piernas quedan ahora alineadas y estiradas, apuntando hacia la pared de enfrente.

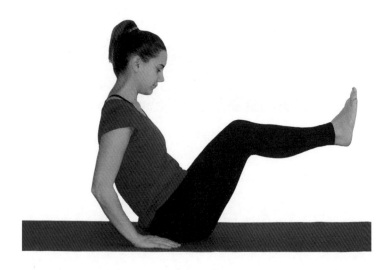

❏ Inspirar y llevar las piernas hacia arriba, por encima de la cabeza. Realizar un giro con las piernas en sentido de las agujas del reloj primero, y en sentido contrario después. El abdomen ha de mantenerse fijo y estable en la misma posición.

❏ Por último, relajar la espalda y volver a la posición supino de manera suave, espirando progresivamente.

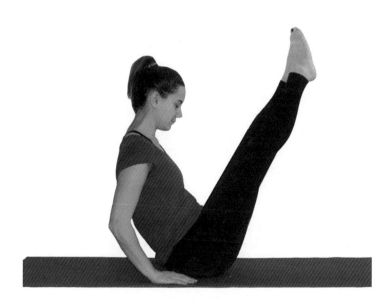

23. Giro de cadera con los brazos estirados

Este ejercicio sirve para estirar la columna vertebral y la musculatura del torso, relajando tensiones en los hombros y en la parte superior de la espalda. Además, aumenta la movilidad en la zona lumbar, tonifica los brazos y acondiciona los abdominales y los cuádriceps. Al encoger el ombligo hacia la columna vertebral y erguirse al máximo se ponen en juego los cuádriceps, ya que las piernas presionan contra el suelo y se estiran los tendones de las corvas. El ejercicio fortalece los dorsales, ya que al estirar los brazos en sentidos diferentes se relajan los hombros. Todo ello conforma una espalda más tonificada que otorga mayor soltura de movimientos.

❏ Desde la posición sentada, estirar las piernas hacia delante,con los talones juntos y los pies flexionados. Llevar los brazos detrás de la espalda, con los dedos empujando contra el suelo. Gracias a esta postura, mejora la curvatura natural de la columna, ya que la coronilla parece elevarse hacia el techo.

❏ Girar el cuerpo hacia un lado y mantener contraidos los abdominales.

❏ Inspirar y volver a la posición inicial.

❏ Girar el cuerpo hacia el otro lado, siempre con los brazos extendidos. Cuando el brazo y la cintura tornan al centro, se exhala el aire y se vacían por completo los pulmones.

❏ Repetir el ejercicio cinco veces.

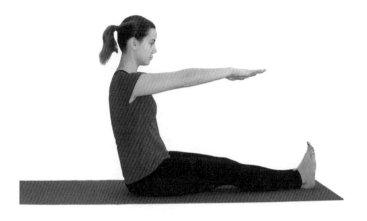

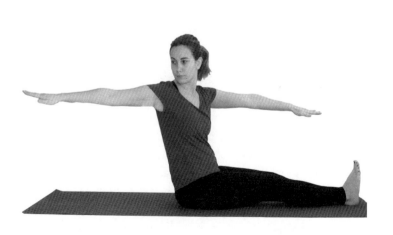

24. Natación

Este ejercicio tiene como propósito fortalecer la espalda, hombros y glúteos, mejorar la coordinación general y aumentar la fuerza en la cintura escapular.

❏ La posición de inicio es acostado boca abajo, con los brazos extendidos hacia delante y los hombros hacia atrás, los talones juntos y los dedos hacia fuera. En el momento de despegar el pecho de la colchoneta, levantar los brazos y las piernas, inhalar y prepararse como si se fuera a nadar, alineando el cuello en una posición neutral.

❏ Es un ejercicio que emula en parte el gateo infantil, el primer movimiento de locomoción de las personas. Al tonificar la musculatura de la espalda se convierte en un eficaz antídoto contra todo tipo de dolores que procedan de esta.

❏ Para su ejecución, exhalar y levantar el brazo derecho y la pierna izquierda más arriba, llevar el ombligo hacia la columna, alternar el movimiento de brazos y piernas como si se estuviera nadando. Inhalar contando cinco movimientos y exhalar contando otros cinco movimientos. Empezar con movimientos de rango corto y aumentar poco a poco el rango de movimiento. Una modificación para principiantes es realizar el movimiento solamente con las piernas, los brazos se llevan adelante con los codos flexionados, una mano sobre la otra y la frente apoyada en las manos, hay que recordar que el ombligo debe ir hacia dentro y en personas con dolor lumbar lo que se recomienda es colocar una toalla enrollada debajo entre el abdomen y la colchoneta, aunque también se puede usar un cojín. No tocar la colchoneta ni con los brazos ni con los pies.

❏ Hay que percibir con claridad la oposición de brazos y piernas en el momento de despegarlos del suelo. Levantar la cabeza y mirar al frente mientras brazos y piernas oscilan arriba y abajo en pautas diagonalmente opuestas. De esta manera se ponen en ejecución los glúteos, los bíceps femorales y los abdominales.

❏ Al concluir el ejercicio, adoptar la posición fetal para estirar y relajar la región lumbar.

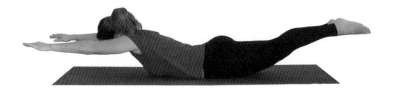

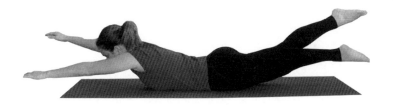

25. Elevación de pierna mirando el suelo

Este ejercicio está pensado para trabajar los músculos que recorren la parte posterior de la espalda y los músculos del brazo, fortaleciendo de paso los abdominales. Una idea que facilita el trabajo es no pensar cómo levantar la pierna del suelo sino empujar para alejarla del suelo, estirándolas completamente y apuntando con los dedos de los pies la pared que hay detrás.

❏ Hay que partir desde la posición decúbito prono, esto es, tumbado boca abajo, y apoyando el busto sobre los codos y los puños. Los brazos deben alinearse con firmeza delante del pecho, las piernas bien extendidas hacia atrás y los talones juntos bien apretados. A continuación tratar de empujar la cadera contra la colchoneta contrayendo el ombligo.

❏ Estirar la columna y contraer los glúteos, inspirando y levantando la rodilla izquierda como si se quisiera dar una coz. Apuntar con los dedos del pie izquierdo dando un impulso en dos tiempos hacia las nalgas. Inhalar en el momento de dar el impulso y exhalar al devolverlo al punto de partida.

❏ Se puede bajar la pierna sólo hasta media altura para luego volver a levantarla como si se quisiera volver a dar la coz de nuevo.

❏ Flexionar luego la rodilla derecha hacia las nalgas con un nuevo impulso, llevando el talón derecho hacia esa misma nalga.

❏ Repetir el ejercicio al menos cinco veces con cada pierna

sin aflojar el ombligo en toda la serie, de esta forma los abdominales se verán reforzados.

En un nivel ya más avanzado existe una variante de este ejercicio que consiste en elevar al tiempo las dos piernas hacia arriba. Como en el caso anterior, ayuda a estirar y fortalecer los abdominales, la parte superior de la espalda y los hombros, acondicionando los tendones de las corvas.

❏ Desde la misma posición decúbito prono, las piernas se juntan en extensión hacia atrás con los talones unidos. Las manos se entrelazan a la espalda mediante los dedos índice y medio. Los codos deben estar flexionados tocando al suelo a uno y otro lado.

❏ A continuación flexionar las rodillas, aplicando las caderas contra el suelo, inhalar y transmitir a las piernas un impulso que las lleve hacia los glúteos al tiempo que se trata de despegar el busto del suelo. Mantener la postura unos segundos y repetir el ejercicio tres veces.

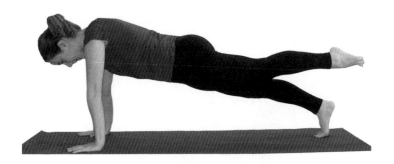

26. Elevación de pierna mirando el techo

Es este un ejercicio que trabaja esencialmente los músculos de brazos y hombros, pero que también ayuda a estirar el pecho y los músculos posteriores de los muslos.

❏ Desde la posición sentado, con las piernas estiradas hacia el frente y los dedos de los pies apuntando hacia delante, apoyar las manos en la colchoneta, con los dedos de la mano también apuntando hacia delante.

❏ A continuación, inspirar, contraer el ombligo y levantar las caderas de manera armoniosa de tal forma que hombros, caderas y talones constituyan una línea recta.

❏ Por último, espirar y levantar la pierna derecha tan alto como sea posible, utilizando los músculos abdominales para realizar el movimiento.

❏ Mantener el centro fijo y el ombligo totalmente contraído. Luego inspirar de nuevo, bajar lentamente la pierna derecha, volver a inspirar y elevar la pierna izquierda.

❏ Este movimiento alterno de piernas debe repetirse unas diez veces.

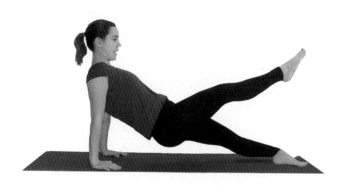

27. Patada lateral de rodillas

La patada lateral de rodillas desarrolla la estabilidad del tronco cambiando el centro de gravedad mediante el movimiento de la pierna. Sirve para mejorar los músculos flexores y extensores de cadera, trabajar los glúteos y estirar los tendones de la corva, lo que fomenta el equilibrio y la coordinación. Se trabaja los abductores de cadera, los estabilizadores del hombro y los abdominales.

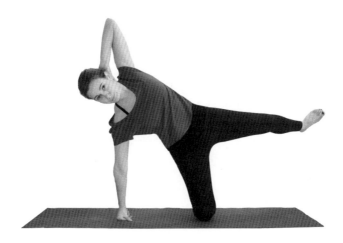

❏ Arrodillado, apoyar la palma de una mano alineada con la posición del hombro y las caderas, los dedos de la mano mirando hacia fuera paralelos a la cabeza. Colocar la otra mano en el occipital, con el codo mirando al techo.

❏ A continuación, elevar la pierna superior a la altura de la cadera. Inhalar mientras se desplaza la pierna elevada hacia delante en dos tiempos. Con el pie flexionado, exhalar y desplazar de nuevo la pierna hacia atrás alargando el pie en punta sin balancear las caderas y manteniendo la alineación de la pierna.

❏ Sin dejar de estirar la columna, llevar la mano del brazo libre a la oreja y tratar de repartir equitativamente el peso del cuerpo entre la rodilla y la mano. Comprobar que se mantiene el ombligo contraído e inspirar.

Consejos:

- Mantener el codo hacia el techo para que hombros y tórax permanezcan abiertos todo el tiempo.
- Mantener las caderas estáticas.
- No dejar caer la pierna durante el ejercicio, mantenerla siempre a la altura de la cadera.
- Mantener la parte superior del tronco completamente inmóvil durante la ejecución del ejercicio.
- No flexionar la lumbar al llevar la pierna hacia atrás.

28. Flexión lateral

Gracias a este ejercicio se puede trabajar la estabilidad del centro mediante posturas de equilibrio. Al tiempo, se fortalecen los brazos, ya que soportan el peso del cuerpo.

❏ Desde la posición sentado sobre un costado de la cadera, extender la pierna de abajo de manera que quede alineada con el torso. La pierna de arriba debe estar flexionada y apoyada con el pie en el suelo. Estirar la columna tanto como se pueda, inspirar y contraer el ombligo.

❏ A continuación espirar y tratar de levantar el cuerpo haciendo fuerza con el brazo inferior y el pie adelantado. Extender el otro brazo y llevarlo hacia arriba hasta formar un arco por encima de la cabeza. Inspirar y bajar el cuerpo lentamente hasta recuperar la posición inicial. Repetir el ejercicio diez veces.

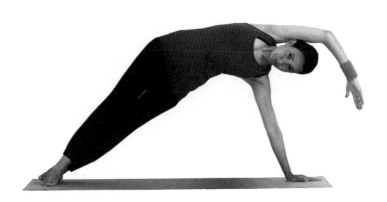

29. El boomerang

Este ejercicio fortalece a la mayoría de los músculos y aumenta la flexibilidad de la columna. No es un ejercicio para principiantes, sino que representa ya un nivel avanzado en la serie de Pilates. Si percibe algún tipo de dolor en la espalda es preferible interrumpir el ejercicio y volver sobre otro que sea más sencillo de realizar.

❏ Sentados sobre la colchoneta con las piernas extendidas y la columna estirada y recta. Las manos deben estar presionando la colchoneta a ambos lados del cuerpo.

❏ A continuación colocar las manos en la alfombra, junto a la parte externa de la espalda.

❏ Cruzar las piernas a la altura de los tobillos, estirar los dedos de los pies e inhalar profundamente.

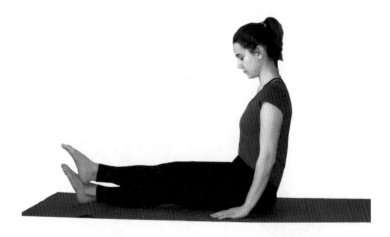

❏ Exhalar y acostarse lentamente hacia atrás en la alfombra.

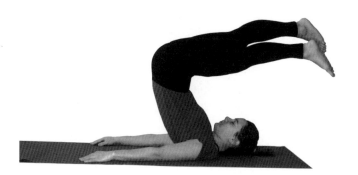

❏ Con las manos presionar hacia abajo en el suelo, manteniendo el pecho abierto.

❏ Extender las piernas hacia atrás, por encima de las caderas, cabeza y torso, hasta que estén paralelas con la alfombra.

❏ Inhalar mientras se descruzan las piernas y luego volver a cruzarlas con la pierna opuesta en frente.

❏ Exhalar y mover la pierna hacia delante y la espalda hacia arriba, hasta que el cuerpo tenga un ángulo de unos 45°.

❏ Inhalar y mover las piernas hacia arriba y sobre la cabeza hasta que las rodillas estén sobre la nariz. Hay que asegurarse de mantener las piernas cruzadas en los tobillos durante todo el movimiento.

❏ Exhalar mientras se bajan las piernas hacia la alfombra y estirarse hacia delante hasta tocar los dedos de los pies.

❏ Por último regresar a la posición inicial, repitiendo el ejercicio cinco veces hasta completar cuatro sesiones.

30. La foca

Se trata de un ejercicio que está especialmente indicado para aumentar la movilidad de la columna y poner a prueba la fortaleza del centro. También mejora la coordinación y el equilibrio y fortalece los abdominales al tiempo que masajea las vértebras contra el suelo.

❏ Desde la posición sentada, con la espalda muy erguida, las piernas flexionadas hacia el pecho con los pies juntos y las rodillas alineadas con los hombros. Introducir las manos entre las piernas y aferrarse exteriormente a los tobillos.

❏ Mantener el ombligo encogido hacia la columna vertebral y con el mentón casi tocando el pecho, batir las plantas de los pies una contra otra, al menos tres veces, tal y como hacen las focas.

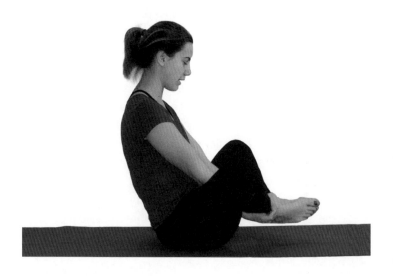

❏ Arquear un tanto la espalda y usar las piernas y los músculos abdominales al mismo tiempo para iniciar una rodadura hacia atrás.

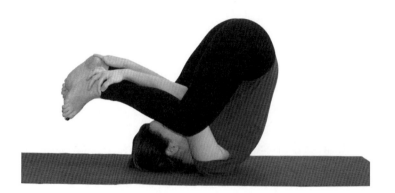

❏ Inhalar y exhalar en el momento de volver al equilibrio. Dar otras tres palmadas con los pies e hincar de nuevo la rodadura hacia atrás. Repetir la operación entre cinco y siete veces.

31. El cangrejo

Es un ejercicio englobado dentro de los ejercicios de rotación que favorece el movimiento de columna y pone a prueba la fortaleza del centro. Es un ejercicio muy avanzado donde se potencia el masaje, la coordinación y el equilibrio, con el que se consigue aumentar la flexión de la columna, proporcionando a la espalda un alargamiento desde la nuca hasta el final de la espalda.

❏ Sentados con las piernas cruzadas, sujetando los tobillos con las manos por fuera de las rodillas (cada mano coge el pie contrario) con los codos abiertos y hombros abiertos, la mirada al ombligo con el cuello relajado. Luego se alzan los pies del suelo (en equilibrio), manteniendo las rodillas pegadas al pecho y al ancho de los hombros.

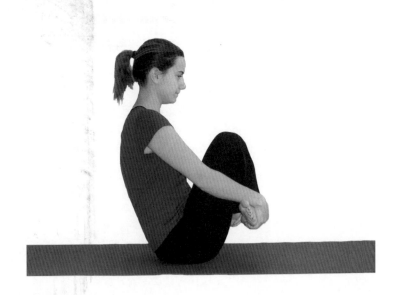

❏ Inspirar y, soltando el aire, rodar hacia atrás hasta las escápulas y regresar a la posición de equilibrio para luego rodar hacia delante sobre las rodillas hasta apoyar la cabeza y dejar la coronilla (centro del eje axial) apoyada por delante del cuerpo, elevando un poco las espalda para mayor estiramiento posterior y no cargar el cuello (como ahuecando más el abdomen). Articular toda la columna al rodar abajo y arriba, vértebra por vértebra.

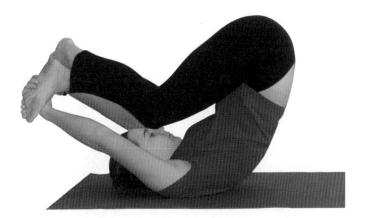

Sarah Woodward

32. El balancín

Se trata de un ejercicio no apto para principiantes, por tanto hasta que no se tiene la suficiente flexibilidad como para realizarlo es mejor seguir practicando con ejercicios más sencillos.

Se trabajan los tejidos blandos de las rodillas, la parte anterior de los músculos, los hombros y los brazos. Además, fortalece la espalda y el centro.

❏ Desde la posición de recostados boca abajo, flexionar las rodillas y agarrar las piernas a la altura de los tobillos. Contraer el ombligo, manteniéndolo contraído todo el ejercicio de cara a trabajar los abdominales.

❏ Inspirar y tratar de acercar los pies a la cabeza, levantando las piernas y el pecho.

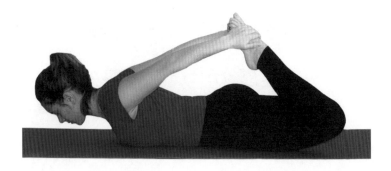

❏ Espirar y hacer una acción de balanceo hacia delante hasta quedar completamente apoyado sobre el pecho. Inspirar de nuevo y balancear hacia atrás hasta quedar apoyado sobre las piernas. Es fundamental ayudarse de los tobillos para impulsarse hacia delante y hacia atrás.

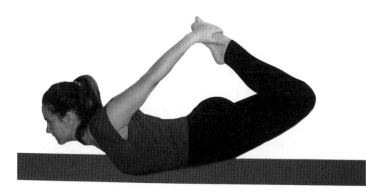

❏ El ejercicio se completa cuando se culmina el balanceo en ambos sentidos, y repitiendo el movimiento diez veces. Al finalizar es conveniente hacer estiramientos de espalda.

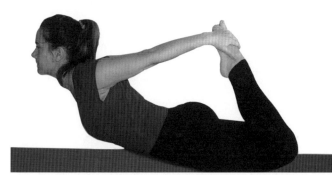

33. Equilibrio controlado

Es un ejercicio que tiene como objetivo estirar y movilizar la espalda, especialmente la zona lumbar, pero también las piernas. Con todo ello se consigue fortalecer el centro.

❏ El primer paso parte desde la posición recostado boca arriba, con los brazos en los costados, la columna en posición neutra y las piernas rectas. En ese momento, contraer el ombligo e inspirar.

❏ A continuación levantar las piernas de manera progresiva y armoniosa y, cuando estén en el punto más alto y bien rectas, dejarlas caer hacia atrás por encima de la cabeza.

❏ Agarrar los tobillos, inspirar y llevar una pierna hacia arriba para estirar bien el cuerpo. Comprobar que el ombligo queda contraído.

❏ El último paso es espirar y cambiar de pierna.

❏ Cada paso de este ejercicio debe realizarse de manera lenta y progresiva. Una vez completado, repetir diez veces, de nuevo volviendo las piernas hacia atrás desde la posición inicial.

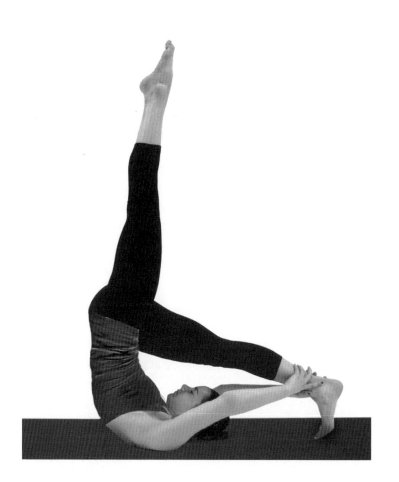

34. Flexiones

Los fondos o flexiones de brazos son uno de los ejercicios clásicos más antiguos que se conocen y que cualquier deportista ha realizado alguna vez. Aunque causan fatiga, es muy conveniente su realización.

Efectivamente y al contrario que muchos ejercicios clásicos, este sí es un buen ejercicio si se realiza correctamente para trabajar la musculatura de los miembros superiores (pectoral, bíceps, tríceps..). Pero para poder llegar a realizar correctamente el ejercicio aprendido es preciso tener una condición física que nos permita realizarlo bien, para ello es necesario realizar ejercicios progresivos que sean complementarios a este y en los cuales realmente se trabaje buscando los mismos objetivos.

A tener en cuenta:

- Las manos deben estar siempre a la altura de los hombros.
- Bajar y subir flexionando los codos.
- Mantener la curvatura natural de la espalda inmovilizando la cadera.
- La mirada debe estar siempre orientada hacia abajo.
- Las manos deben orientarse hacia delante con los pulgares mirándose.
- Flexionar bien los codos.

Cuanto mayor sea la base del cuerpo, mayor estabilidad. Por tanto cuando más se abran las piernas y más adelantadas estén con respecto al centro de gravedad menor dificultad y, cuando más se alejen las piernas hacia atrás y más juntas mayor dificultad.

Respecto a las flexiones de pecho, más fáciles y asequibles para todo el mundo, es necesario seguir los siguientes pasos:

❏ Alinear el cuerpo levantando los brazos por encima de la cabeza. Extenderlo hacia arriba lo más que se pueda. Mantener derecha la postura del cuerpo. Empujar los omoplatos hacia abajo y mantenlos alejados de las orejas. Empujar el abdomen hacia la columna vertebral. A continuación inhalar al tiempo que la barbilla descansa sobre el pecho.

❏ Flexionar la cintura hacia abajo y llegar hasta los pies, en seguida colocar las manos en la colchoneta por delante. Continuar relajando la cabeza y los hombros a medida que se pliegan hacia adelante. Si es necesario, doblar las rodillas ligeramente para llegar hasta abajo y que las manos toquen el suelo. Exhalar y volver a la posición inicial.

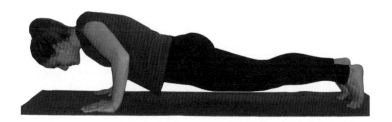

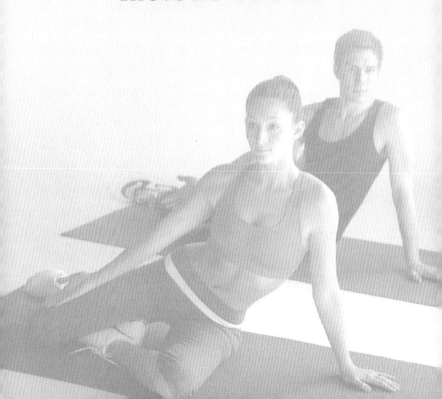

Terminología del
método Pilates

Abrir el pecho: Expandir el pecho sin que las costillas se abran demasiado, será importante para mejorar la postura, la respiración y recuperar la alineación.

Articular la columna: Movimiento de la columna que hace a cada una de las vértebras distinguible o diferenciable al desplazar la espalda.

Bajar los omoplatos: Movimiento de los omoplatos hacia abajo y hacia atrás. Este gesto alarga y alivia tensión en el cuello y los hombros, además fortalece la espalda.

Barbilla al pecho: En Pilates se usa la técnica del peso de la cabeza avanzada para disminuir la tensión del cuello y aumentar la concentración muscular en los abdominales. En otras técnicas se imagina un objeto entre la barbilla y el pecho, como es espacio de una manzana.

Columna neutral: Define el punto en el que la columna descansa. Cuando la columna esta alineada correctamente el rendimiento del centro de energía será mayor.

Conexión cuerpo-mente: La ejecución de los ejercicios requiere de máxima concentración, no es una actividad mecánica sino totalmente reflexiva.

Contracción/ombligo dentro: Contracción de los músculos abdominales transversales hacia adentro y arriba, llevando el ombligo hacia dentro. El tronco no debe curvarse hacia delante.

Curva C: La parte delantera del cuerpo forma una C con el torso cóncavo.

Dinámica: Las dinámicas dan ritmo y calidad a los ejercicios. Es el movimiento de una parte del cuerpo como consecuencia de la energía aplicada. A cada ejercicio hay que aplicarle la dinámica apropiada. No hay que confundir dinámica con impulso.

El centro de energía, banda de fuerza o núcleo muscular: Los abdominales, glúteos y parte baja de la espalda son el conjunto de grupos musculares que forman el llamado *Power House*, núcleo muscular o centro de energía. Es la banda de fuerza y control que impulsa el resto del cuerpo.

El uso de imágenes: Visualizar una imagen para captar la esencia de un movimiento, de forma que mejore la precisión y la concentración, dictando al cuerpo mentalmente cada gesto.

Estiramiento: Estiramiento entendido como, elevar, alargar, crecimiento, estirando hacia arriba aumentando la distancia entre las caderas y las costillas. De este modo se mejora la postura, hasta incluso se aparenta más altura.

La caja Pilates: Es la clave para alinear de forma segura, correcta y simétrica el cuerpo. El torso de hombro a hombro y de cadera a cadera forma un cuadrado que sirve como referencia al resto del cuerpo.

Movilidad controlada: Centrar la fuerza y el control en el torso, permitiendo que las extremidades se muevan sin riesgo.

Oposición: Acción de utilizar una fuerza contrapuesta para estabilizar el cuerpo y fijar la posición.

Posición paralelo: Las articulaciones de las piernas deben estar alineadas con la cadera, con la punta de los pies hacia delante.

Postura Pilates: Talones juntos y puntas abiertas, la posición de los pies forman una V. En esta posición se trabaja de rodillas para arriba, originándose la acción muscular en el centro del cuerpo, glúteos y cara interna de los muslos.

Respiración lateral: Al realizar la inspiración se deben expandir las costillas hacia los lados separándolas y aumentando el espacio entre ellas, de tal forma que se activen los músculos intercostales. De la misma forma al exhalar se debe notar como los dos lados de las costillas se aproximan.

Trabajar en el umbral: Nivel de tolerancia según capacidad física. Para mejorar en Pilates hay que ir aumentando poco a poco el umbral o tolerancia a la fuerza, la resistencia o flexibilidad.

Un marco seguro: Mantener el control de las extremidades y dentro del área de la caja.

Bibliografía

Alexander, G. *La eutonía*, Paidós, Barcelona 1983.

Atlas ilustrado de Pilates, Ed. Susaeta. Madrid, 2008.

Benito Vallejo. J. *Cuerpo en armonía. Leyes naturales del movimiento, Inde publicaciones,* Barcelona, 2000.

Benito Vallejo, J. *Cuerpo, mente, comunicación-bienestar integral en las personas mayores*, Amarú, Salamanca 2005.

Brieghel-Muller, G. *Eutonía y relajación,* Hispano europea, Barcelona, 1973.

Brooks, Ch. V. W., *Consciencia sensorial,* La liebre de marzo, Barcelona, 1966.

Calais-Germain, B. y Lamote, A. *Anatomía para el movimiento* (tomos I y II), La liebre de marzo, Barcelona, 1991.

Cercadillo, M. *La columna vertebral, sus males, remedios y manejo de cargas.* Ed. Alas. Barcelona, 1988.

Drake, J. *Postura sana técnica Alexander.* Ed. Martínez Roca, Barcelona, 1992.

Durand de Bousingen, R, *La relajación*. Ed. Paidotribo, Barcelona, 1986.

Feldenkrais , M. *Autoconciencia por el movimiento.* Ediciones Paidós, Barcelona, 1985.

Herman, E. *Pilates para dummies*, Libros Papf, Barcelona, 2010.

Hubertus, J. *Pilates. Tu salud.* Bainbridgebooks, 2000.

Hubertus, J. *Pilates. Volver a la vida con la contrología,* Bainbridgebooks, 2000.

Massey, Paul. *Anatomía & Pilates,* Ed. Paidotribo, Badalona, 2010.